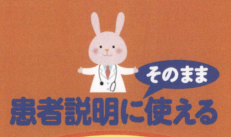

そのまま患者説明に使える

不安なパパ・ママにイラストでやさしく解説

こどもの糖尿病と治療

日本大学病院総合診療センター小児科診療教授
浦上達彦 編著

MCメディカ出版

はじめに

● おとなと同様に、こどもの糖尿病も大別して1型糖尿病と2型糖尿病に分かれます。

● 1型糖尿病の原因は、膵臓のβ細胞から分泌されるインスリンの不足です。したがって、治療の中心は不足したインスリンの補充療法です。こどもであっても強化インスリン療法を行うのが基本で、1日4～5回の頻回インスリン注射かインスリンポンプ（CSII）と在宅自己血糖測定を行います。このような治療の下、こどもたちは糖尿病をもたないこどもたちと同様の生活を送ることができます。

● 一方2型糖尿病は、主に生活習慣の劣化による肥満が原因であることが多く、その数は小児肥満の増加に伴い、全世界的に増えています。治療の中心は食生活や運動不足を改善し体重を減らすことですが、こどもであっても一部の患者さんは薬物療法に移行します。

● 本書では、このようなこどもの糖尿病を1型糖尿病と2型糖尿病に分けて、その病態と治療について日本大学病院小児科の糖尿病スタッフがパートごとにわかりやすく解説しました。本書が糖尿病をもつこどもを指導するすべての人にとって良きガイドブックになることを心から望んでいます。最後にこの企画を立てていただいたメディカ出版の鈴木陽子さんに感謝いたします。

2018年7月

浦上達彦

もくじ

はじめに……3

1章 こどもの糖尿病のきほん —— 6

糖尿病とはどんな病気なのか？
基本的なことを説明します。

① 糖尿病ってどんな病気？……6
② どうして糖尿病になるの？……10
③ 糖尿病のおもな症状……18
④ 糖尿病ってどんな治療をするの？……22

2章 1型糖尿病のこどもたち —— 25

1型糖尿病でのインスリン治療と血糖コントロール、
食事や運動で気をつけたいことについて、お話しします。

① インスリン治療ってどんなもの？……25
② 血糖はどうやって測るの？……29
③ インスリンポンプ：CSIIってどんな治療？……34
④ 血糖コントロールはどうすればいいの？……38
⑤ 食事で気をつけたいこと……42
⑥ 運動で気をつけたいこと……46

3章 2型糖尿病のこどもたち —— 49

もともとインスリン抵抗性をもつ人が、
生活環境・食生活の影響を受けて発症する
2型糖尿病について説明します。

① 食事を工夫しよう……49
② 運動とうまくつきあう……57

4章 生活のなかで注意したいこと ——————— 63

糖尿病である自分のからだについてしっかりと知って、上手に糖尿病とつきあっていきましょう。

❶ 低血糖のときはどうすればいいの？……63
❷ ほかの病気になったときはどうしたらいいの？……67
❸ 糖尿病の合併症について知っておこう……70
❹ 保育所、幼稚園、学校生活で気をつけたいこと……76
❺ 将来の生活で気をつけたいこと……83
❻ 糖尿病サマーキャンプ……88
❼ 糖尿病看護のポイント・コツ……92

引用・参考文献……97
さくいん……99
編集・執筆者一覧……101
編著者紹介……103

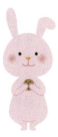

1章 こどもの糖尿病のきほん

糖尿病というと、"尿の中に糖が出る病気" と思う人が多いかもしれません。正しくは、そうではありません。
でも、尿中の糖を検査しますね。それはどうしてでしょう？
糖尿病とはどんな病気なのか？ 基本的なことを説明します。

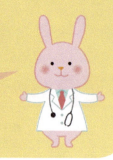

1 糖尿病ってどんな病気？

❶ 腎臓のはたらきと尿糖

腎臓には、からだを正常な状態に保つためのさまざまなはたらきがあります。そのはたらきのひとつとして、血液から不要なものを取り出し、尿としてからだの外へ出しています。また、必要なものは再吸収し、からだの中にとどめるはたらきをしています。わたしたちが生きるためのエネルギーのもととなる糖も、再吸収しています。そのため、正常な状態では、糖は尿にたくさん含まれていません。

学校検尿や会社の健診では、尿中の糖（**尿糖陽性**（にょうとうようせい））を糖尿病を発見するスクリーニング指標にしています。しかし実際には、"長期にわたる高血糖の結果、からだで利用できなくなった糖（ブドウ糖）が尿細管から再吸収される限界を超えて、尿中に排泄される" のをみているわけで、糖尿病とはあくまでも "継続した高血糖状態" のことなのです。

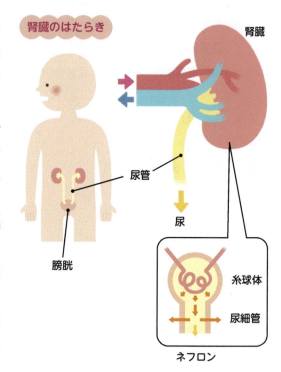

高血糖って❓

血糖とは、血液に含まれるブドウ糖のことです。この量を測る検査で血糖値が高いと、高血糖と判定されます。

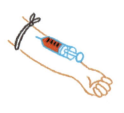

腎臓にはネフロンという構造がたくさんあって、ネフロンは糸球体と尿細管からできています。この尿細管で糖が再吸収されます。

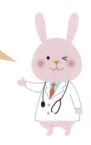

❷尿糖＝糖尿病ではない

　尿糖がみられるのは、決して糖尿病だけではありません。最も頻度が高く、学校検尿の尿糖陽性者でも最も数が多いのは、"**腎性糖尿**（じんせいとうにょう）"です。そのほか先天的あるいは後天的な尿細管の障害でも尿糖の排泄を認め、ファンコニー症候群は尿糖だけではなく、たんぱく尿（汎アミノ酸尿）も認める代表疾患です。

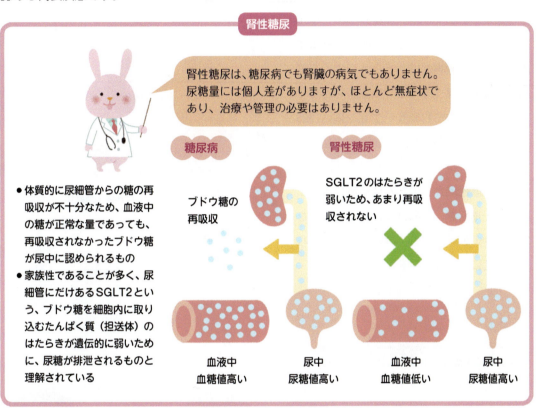

❸高血糖はどうしておこるの？

　一般にわたしたちのからだで必要なエネルギーの多くは、糖すなわちブドウ糖から供給されます。ブドウ糖は単糖類ですが、ブドウ糖がいくつか集合した多糖類はグリコーゲンと呼ばれ、肝臓に蓄積されています。わたしたちがエネルギーを必要とするときには、このグリコーゲンがブドウ糖に分解され（解糖）、筋肉や脂肪などの末梢組織で利用されます。このときに必要なのが膵臓のβ細胞から分泌されるインスリンです。β細胞から分泌されるインスリンが不足している場合、あるいは末梢組織でインスリンがうまく利用されない場合に、高血糖になります。

1章　こどもの糖尿病のきほん

❹ 高血糖が続くとどうなるの？

高血糖が長期間続く状態を"糖尿病"と呼んでいますが、エネルギーが各器官に運ばれず、利用できなくなると、糖代謝だけでなくたんぱく質や脂肪の代謝にも支障が生じます。そして、ブドウ糖からのエネルギー補給ができなくなると、脂肪からエネルギーを得る機構がはたらき、血中の遊離脂肪酸濃度が高くなりその代謝産物としてケトン体が産生されます。ケトン体はからだに有害な作用をもたらし、過剰に産生されるとケトアシドーシスになります。

また、筋組織からのたんぱく質によるエネルギー補給は、たんぱく質異化と表現され、血中の尿素窒素の上昇がみられ、これもからだに有害な作用を示します。

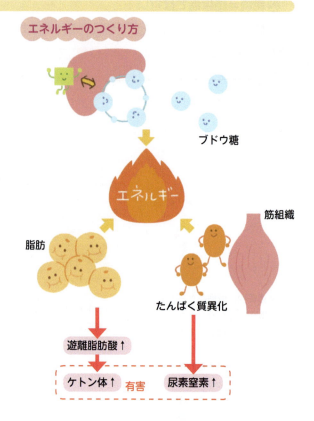

ケトアシドーシスって？

ケトン体はアセトン体、3-ヒドロキシ酪酸、アセト酢酸の集合体です。尿中のケトン体の有無（定性反応）をみる場合にはアセト酢酸の存在を確認し、血中のケトン体濃度をみる場合には3-ヒドロキシ酪酸の濃度を測定します。いずれも医療施設のみならず自宅での測定も可能です。

血中でのケトン体の産生が促進されると血液は酸性に傾きます。これを酸血症（アシドーシス）といい、結果として血中の重炭酸が代償として消費されるので（代謝性アシドーシス）、重炭酸イオンの低下をもって重症度が判定されます。この状態は"糖尿病性ケトアシドーシス（DKA）"として知られています。

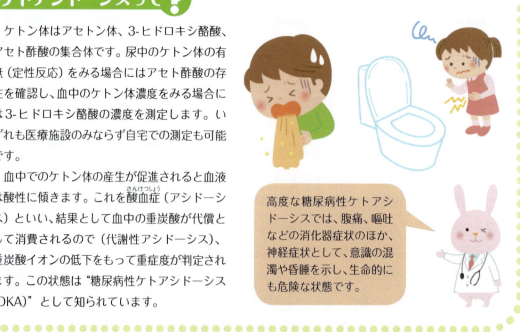

高度な糖尿病性ケトアシドーシスでは、腹痛、嘔吐などの消化器症状のほか、神経症状として、意識の混濁や昏睡を示し、生命的にも危険な状態です。

❺ 糖尿病の診断はどのように行うの？

　糖尿病の診断は、あくまでも"長期にわたる高血糖状態を証明する"ことです。それには空腹時あるいは随時での高血糖とその高血糖が長期にわたっていることを証明しなければなりません。それにはこどもでもおとなでも、同時に測定した空腹時あるいは随時の血糖値と、約1カ月間の血糖値の指標であるグリコヘモグロビン（HbA1c）が、いずれも糖尿病型である必要があります。また、測定した血糖値が2度の検査で糖尿病型を示した場合にも、糖尿病と診断されます。

> **糖尿病の診断基準**
> ①血糖値が空腹時に126mg/dL以上あるいは随時または経口ブドウ糖負荷試験（OGTT）における2時間血糖値が200mg/dL以上であること
> ②HbA1c値が6.5％以上であること

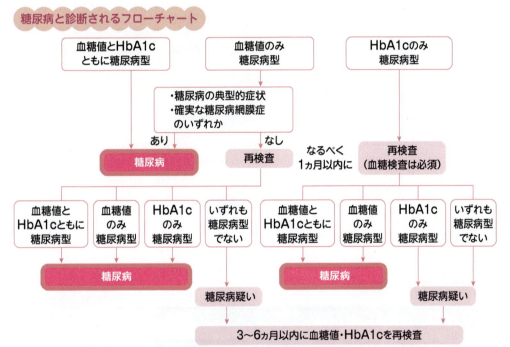

〔日本糖尿病学会. 糖尿病の分類と診断基準に関する委員会報告（国際標準化対応版）. 糖尿病. 55, 2012, 485-504を改変〕

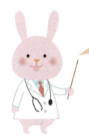

　このような糖尿病状態は、β細胞からのインスリン分泌の不足や欠乏（1型糖尿病）でも、末梢組織でのインスリン作用の不足および高血糖に即したインスリン追加分泌の障害（2型糖尿病）でも、おこります。

2 どうして糖尿病になるの？

❶ 糖尿病の原因と分類

糖尿病はその原因やどのようにしておこるのか（発症機序）により、1型糖尿病、2型糖尿病およびその他の特定機序・疾患によるものと妊娠糖尿病に分類されます。1型糖尿病はインスリンによる治療を必要とすることが多く、2型糖尿病はインスリンによる治療を必要としないことが多いために、以前はそれぞれインスリン依存型糖尿病、インスリン非依存型糖尿病と呼ばれていました。

しかし、1型糖尿病でも早期に診断された場合、あるいは緩徐進行型1型糖尿病ではインスリン依存状態ではない時期もあり、一方2型糖尿病でも進行した病期ではインスリン依存状態になるため、今ではその原因・発症機序により1型糖尿病、2型糖尿病と分類されています。

糖尿病の分類

Ⅰ．1型糖尿病
膵β細胞の破壊、通常は絶対的インスリン欠乏に至る
A：自己免疫性　B：特発性

Ⅱ．2型糖尿病
インスリン分泌低下を主体とするものと、インスリン抵抗性が主体でそれにインスリンの相対的不足を伴うものなどがある

Ⅲ．その他の特定の機序、疾患によるもの
A：遺伝因子として遺伝子異常が同定されたもの
　①膵β細胞機能にかかわる遺伝子異常：MODY、ミトコンドリア遺伝子異常
　②インスリン作用の伝達機構にかかわる遺伝子異常：インスリン受容体異常症
B：他の疾患、条件に伴うもの
　①膵外分泌疾患
　②内分泌疾患：抗インスリンホルモンの過剰によるもの
　③肝疾患
　④薬剤や化学物質によるもの
　⑤感染症：先天性風疹症候群など
　⑥免疫機序によるまれな病態：Stiff-person症候群など
　⑦他の遺伝的症候群で糖尿病の合併が多いもの：ダウン、プラダーウイリ症候群など

Ⅳ．妊娠糖尿病

（日本糖尿病学会, 1999）

糖尿病の成因分類と病態（病期）

成因（機序） ＼ 病態（病期）	正常血糖	高血糖			
	正常領域	境界領域	糖尿病領域		
			インスリン非依存状態		インスリン依存状態
			インスリン不要	高血糖是正に必要	生存に必要
1型糖尿病	←	→	→	→	→
2型糖尿病	←	→	→	→	→
その他の特定な型	←	→	→	→	→
妊娠糖尿病	←	→	→	→	→

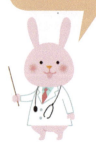

糖尿病の種類によって、このように病気の状態にちがいがあります。

（日本糖尿病学会, 1999）

❷ どうして１型糖尿病になるの？

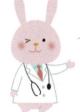

１型糖尿病は、膵臓のβ細胞の破壊に伴うインスリン分泌の低下や欠乏によりおこります。

多くの場合、β細胞の破壊にはβ細胞が存在する膵島だけにみられる（臓器特異的）自己免疫反応が関与しており、β細胞がある一定の期間をかけて徐々に破壊されます。１型糖尿病の患者さんのうち80〜90％は、この膵島特異的な自己免疫反応としての指標である膵島関連自己抗体が血中にみられるため、自己免疫性１型糖尿病（あるいは1A型１型糖尿病）として分類されます。一方、10〜29％はこの自己免疫反応がみられず、特発性１型糖尿病（あるいは1B型１型糖尿病）と分類されます。

さらに臨床的な経過、つまりβ細胞が破壊される速度によって、急速進行型と緩徐進行型に分類され、日本人の１型糖尿病のこどもの20〜30％は緩徐進行型であると推測されています。また、特発性１型糖尿病のなかに、短期間に急激にβ細胞機能が廃絶する劇症型が存在しますが、こどもではおとなに比べて頻度が少ないです。

自己免疫反応って？

免疫とは、からだの中に入ってきた異物を攻撃し排除する機能のことです。抗体は、異物に反応し、からだから追い出すためにできる対抗物質です。本来からだをまもるための免疫が、自分自身の正常な細胞や組織に対して反応し攻撃を加えてしまうことを自己免疫反応といいます。

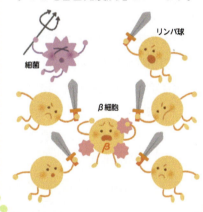

１型糖尿病の自然経過

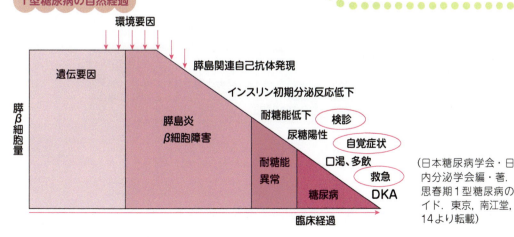

（日本糖尿病学会・日本小児内分泌学会編・著. 小児・思春期１型糖尿病の診療ガイド. 東京, 南江堂, 2017, 14より転載）

▶1型糖尿病は遺伝するの？

　膵島特異的な自己免疫反応は、ある特定の遺伝的素因をもつ人におこりやすいことがわかっています。この遺伝的素因は、ヒト白血球抗原（HLA）の遺伝子の表現型によって表されます。HLAにはクラスⅠ抗原とクラスⅡ抗原が存在し、1型糖尿病を発症しやすい遺伝子（疾患関連性遺伝子）は、クラスⅡ抗原に存在するといわれています。日本人のこどもで多くみられる疾患関連性遺伝子、人種を超えて1型糖尿病を発症しにくい遺伝子（疾患抵抗性遺伝子）などがあります。

　HLAクラスⅡ遺伝子以外の遺伝的因子として、細胞障害性Tリンパ球に発現するCTLA4（cytotoxic T lymphocyte-associated molecule 4）遺伝子、インスリン遺伝子5'上流域の繰り返し配列（variable number of tandem repeat；VNTR）など、現在まで少なくとも20個以上の関連遺伝子の関与が示唆されています。

　そして、これらの遺伝的素因の上に、エンテロウイルスのなどのウイルス感染や牛乳たんぱくの摂取などの環境要因が関与し、膵島特異的な自己免疫反応がひきおこされ、1型糖尿病が発症すると考えられています。

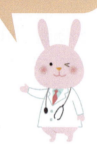

HLAは、白血球をはじめとして全身の細胞にある型のことです。HLAの型によって、病気を発症しやすかったり、しにくかったりすることがあります。

日本人の1型糖尿病に関与するHLA

遺伝子型	疾患感受性	疾患抵抗性
DRB1	DRB1*0405 DRB1*0802 DRB1*0901	DRB1*1501 DRB1*1502
DQB1	DQB1*0302 DQB1*0303 DQB1*0401	DQB1*0601 DQB1*0602
ハプロタイプ	DRB1*0405－DQB1*0401 DRB1*0802－DQB1*0302 DRB1*0901－DQB1*0303	DRB1*1501－DQB1*0602 DRB1*1502－DQB1*0601

国によって1型糖尿病の発症率がちがう❓

　病気の有無にかかわらず疾患感受性遺伝子をもつ頻度が高い北欧諸国やイタリアのサルデーニャ島では、1型糖尿病の発症頻度が高いです。一方、疾患感受性遺伝子をもつ頻度が低い日本を含むアジア諸国で、発症率は年間10万人対1.5〜2.0と極めて低く、北欧諸国の1/20〜1/30、他の欧米諸国の1/10程度です。

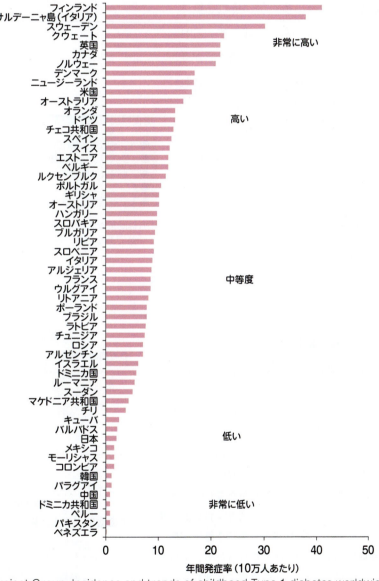

各国の1型糖尿病発症率の比較

(DIAMOND Project Group. Incidence and trends of childhood Type 1 diabetes worldwide 1990-1999. Diabete Med. 23, 2006, 857-66より引用)

▶**膵島特異的な自己免疫反応**

マクロファージやCD4⁺リンパ球、CD8⁺リンパ球の膵島への浸潤による膵島炎がみられることで、膵島特異的な自己免疫反応がおきているとされます。実際には、2次的な液性免疫反応として血中での膵島関連自己抗体の検出をもって、自己免疫反応の指標として認識しています。

現在、1型糖尿病の診断に多く用いられる抗体は、IAAおよびGAD抗体、IA-2抗体です。これらの抗体は実際には糖尿病として高血糖状態が進行する以前の段階（前糖尿病段階）から検出されることがわかっていますが、1型糖尿病の発症時にはこれらの自己抗体のいずれかが80〜90％の頻度で検出されます。そして、こどもではおとなに比べてIAA、IA-2抗体の検出率が高いと報告されています。また、GAD抗体は自己免疫反応の活動性および1型糖尿病の病勢、つまりβ細胞の破壊の程度をよく反映する指標と考えられています。

> マクロファージやリンパ球は白血球の一種で、細菌や異物を取り込んで消化したり、異物を攻撃したりするはたらきをします。
> CD4やCD8というのは、細胞表面にあるたんぱく質の種類で、そのちがいによりさまざまなリンパ球があります。

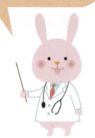

現在検出可能な膵島関連自己抗体
- 膵島細胞質抗体（ICA）
- インスリン自己抗体（IAA）
- グルタミン酸脱炭酸酵素（GAD）抗体
- チロシンホスファターゼ類似蛋白（IA-2）抗体
- 亜鉛担送体8（ZnT8）抗体

ICAは間接蛍光抗体法により検出し、抗体価の判定法が煩雑であるため、現在では測定されることが少ない。

前糖尿病段階って❓

1型糖尿病は、β細胞の80％程度が破壊されたときに臨床的に高血糖を示し、顕性糖尿病として診断されますが、高血糖状態を示す以前の段階に前糖尿病段階と呼ばれる自己免疫反応の進行時期が存在します。この時期には臨床的に糖尿病と診断されませんが、血中に複数の膵島関連自己抗体が検出されることがわかっています。

この前糖尿病段階を経た後に、急性進行型の1型糖尿病はケトアシドーシスなど高度の代謝異常を伴い発症するといわれています。一方、緩徐進行型の1型糖尿病では、膵β細胞機能の低下が緩やかであるため、学校検尿・糖尿病検診などの検査により、高度の代謝異常や高血糖を示さずほぼ無症状で発見されます。

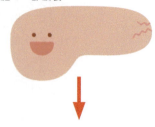

前糖尿病段階
β細胞の一部破壊

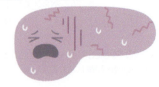

糖尿病
β細胞80％以上破壊

❷どうして2型糖尿病になるの？

2型糖尿病は、肝臓および末梢組織でのインスリン抵抗性と血糖の上昇に対応するインスリン分泌反応の不足が共に影響し合って発症します。つまり、発症以前の段階からインスリン抵抗性をもつ人が、病初期は高血糖に対する代償性の高インスリン血症を示すことにより血糖値は正常域に保たれますが、生活環境・食生活の劣悪化、肥満の増悪などにより徐々にインスリン感受性が低下して血糖値が上昇するようになります。そして、血糖値の上昇に伴い、β細胞における酸化ストレス・小胞体ストレスが増して、細胞死（アポトーシス）による膵β細胞の疲弊と減少によるインスリン分泌能の低下により、臨床的に糖尿病を発症します。

日本人は、欧米諸国の白人と比べて軽度の肥満でも2型糖尿病を発症することが特徴です。このことは日本人は白人と比べて、肥満の程度が軽くてもインスリン抵抗性が強く、また血糖上昇に見合ったインスリン分泌反応ができないために、軽度の肥満でも2型糖尿病を発症しやすいと理解されています。

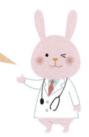

日本人は、エネルギーを発散することが少なく貯蓄する体質（倹約遺伝子）をもっているといわれています。

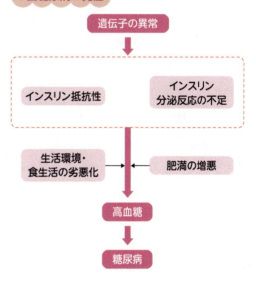

なぜ肥満者でインスリン抵抗性が増加するの❓

非肥満者の分化した脂肪細胞ではインスリン感受性のアディポサイトカインであるアディポネクチンが産生されますが、肥満者の肥大した脂肪細胞ではアディポネクチンの分泌は減少しており、逆にインスリン抵抗性をひきおこすアディポサイトカインであるTNF-αやレジスチン、遊離脂肪酸が産生されるために糖尿病が発症しやすいといわれています。

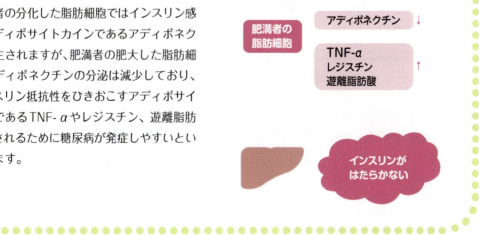

▶2型糖尿病は遺伝するの？

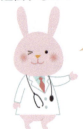

2型糖尿病の発症には、複数の遺伝的素因と環境要因が関与します。

　日本人を含むアジア人種や白人以外のマイノリティと称する人種では2型糖尿病を発症するリスクが高く、白人と異なり1型糖尿病よりも2型糖尿病のほうが発症率が高いと報告されています。この遺伝的素因は1型糖尿病と違ってHLAの疾患感受性遺伝子では証明されず、多くの遺伝的素因が関連しあって発症すると考えられています。

　アジア人種やマイノリティだけでなく、近年全世界的にこどもの2型糖尿病の発症が増加していますが、その一番の要因として考えられているのはこどもの肥満の著しい増加と生活習慣・食習慣の劣悪化です。近年の米国の報告では、アジア民族、マイノリティ以外の白人においても、急激にこどもの2型糖尿病は増加しています。

▶学校検尿・糖尿病検診によって発見されるこどもの2型糖尿病

　日本においては、学校検尿による糖尿病検診の普及により、こどもの2型糖尿病の発症率、実態が詳細に報告されています。

　全国の主要都市における学校検尿による糖尿病検診の結果によると、推測される2型糖尿病の発症頻度は2.5〜3.5/10万人・学童/年であり、1型糖尿病の発症頻度1.5〜2.5/10万人・学童/年よりも高率です。

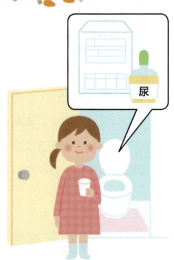

尿

精密検査のFPG（空腹時血糖）、HbA1c、OGTTの結果により、糖尿病と診断します。

学校検尿・糖尿病検診方式　（東京都予防医学協会）

1次 早朝尿	尿糖 陽性*	2次 早朝尿	尿糖 陽性	精密検査 尿糖、ケトン OGTT**（血糖、IRI） HbA1c AST、ALT 総コレステロール、中性脂肪 GAD抗体	→	専門医診察 糖尿病診断

*±以上、尿糖として50mg/dL以上を陽性
**ブドウ糖負荷1.75g/kg、最大 75g負荷

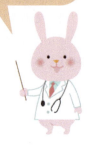

2型糖尿病発見率は増加傾向にあります。また、中学生の発見率（6.4人/10万人・学童/年）は、小学生の発見率（0.8人/10万人・学童/年）よりも有意に高率ですが、これには思春期における内分泌学的な要因が影響していると考えられています。

　そして、発見された2型糖尿病のおよそ80％は肥満度20％以上の肥満であり、日本のこどもの2型糖尿病の発症には肥満が関与していることは明らかです。一方、糖尿病の家族歴に関しては、診断時においておよそ50％の患者さんで第1度近親者（両親、兄弟姉妹、こども）に2型糖尿病を認め、1型糖尿病よりも遺伝的素因が濃厚です。

　このように日本の2型糖尿病のこどものおよそ80％は肥満ですが、15〜20％は肥満度が20％未満の非肥満であり、緩徐進行型1型糖尿病や単一遺伝子性糖尿病との鑑別が困難な場合も多くあります。しかし、2型糖尿病と診断された患者さんでは、膵島関連自己抗体が検出されず、遺伝子診断において単一遺伝子異常を認めないため、これらの検索が病型診断の有力な指標になります。

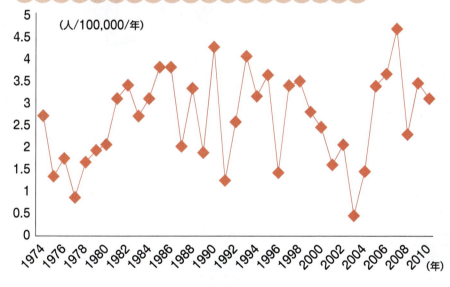

東京都学校検尿・糖尿病検診による小児2型糖尿病発症率の年次推移

東京都における1974〜2010年までの2型糖尿病発見率の年次推移によると、1980年以降でその発見率は有意に増加している。2000年以降その発見率は一時減少傾向を示したようにみえたが、近年発症率は再び増加傾向にある。

1型糖尿病と2型糖尿病の特徴

	1型糖尿病	2型糖尿病
原因	インスリン分泌が不足〜欠乏 自己免疫異常が主原因	インスリン抵抗性とインスリン分泌反応の低下が原因
頻度	こどもに多いとされるが、日本は世界のなかで極めて発症頻度が低い	近年増加傾向にあり、日本では1型糖尿病よりむしろ発症頻度が高い
肥満/生活習慣との関係	関係が薄い	関係が深い
おもな治療	インスリン治療が中心 摂取カロリーや運動の制限はない	食事・運動療法が中心 生活習慣・食習慣を改善するように指導する

3 糖尿病のおもな症状

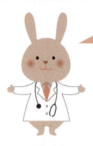

血糖値が高い状態が続くと、さまざまな症状が現れます。血糖が高いことや、糖分をエネルギーとして利用できなくなることによっておこる症状で、これらのサインがみられます。

❶ 糖尿病の一般的な症状

トイレの回数が多くなる

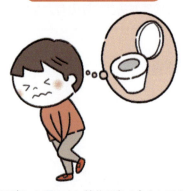

血糖が高いと尿の中に糖分が多く含まれるようになる。そうなると、糖分と一緒に水分も多くからだの外へ尿として出されるため、尿の量が多くなる

水分をたくさんとるようになる

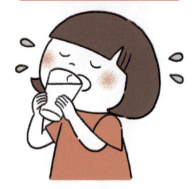

尿の量が増えて、からだの水分量が減ってしまうので、のどがかわき、たくさん水分をとるようになる

だるく、疲れやすくなる

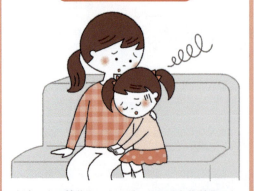

血液の中の糖分をエネルギーとして十分利用できなくなるため、だるく、疲れやすくなる

体重が減る

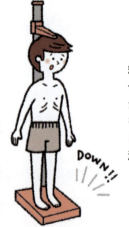

糖分をエネルギーとして十分利用できなくなり、からだの脂肪やたんぱくを分解してエネルギーとして利用するため体重が減る

❷年齢による糖尿病の症状のちがい

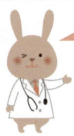

糖尿病の症状は、年齢によって現れ方が少し異なります。

1章 こどもの糖尿病のきほん

乳幼児期の症状

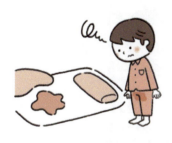

たくさん水分をとるようになり、おむつを変える回数やトイレの回数が増える。夜にお漏らしをしなくなった子が、再びお漏らしをするようなることがある

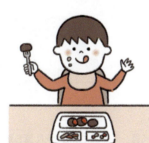

非常におなかがすいた感じが症状として出る。たくさん食べていても体重は減ってくる

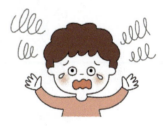

物がかすんで見えたりして、視力が落ちた状態になることがある。乳幼児期では、見え方の症状について自分でうまく言い表すことができないことが多い

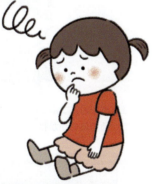

血糖値が高いと感染症にかかりやすくなる。特にこの時期ではカンジダ症（特に口腔内や陰部）にかかりやすくなる

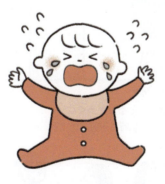

不機嫌になることが多く、普段とは違う様子になることがある

19

学童期の症状

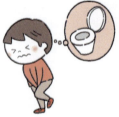
のどがかわき水分を多くとるようになり、尿量が多くなりトイレの回数が増える

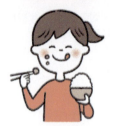
空腹感が目立つようになるが、たくさん食べているのにもかかわらず体重は減ってくる

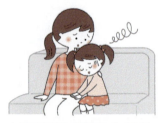
からだがだるく疲れやすくなり、普段よりも活気がなくなる

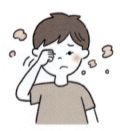
かすみ目や物がうまく見えなくなることがある

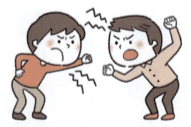
イライラしたり、落ち着かない様子になったりして、普段と行動が変わることがある

思春期の症状

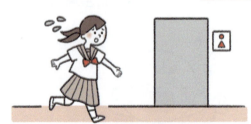
水分をとる量が多くなり、トイレに行く回数が増える

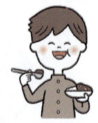
空腹感が目立つようになるが、たくさん食べているのにもかかわらず体重は減ってくる

疲れやすくからだがだるくなる。集中力が低下し、学業成績が落ちることがある

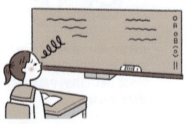
物が見えにくくなり、うまく視点を合わせることができなくなることがある

糖尿病では、糖分（ブドウ糖）をエネルギーとして十分利用できないため、からだに必要なエネルギーを脂肪を分解することによってつくり出しますが、糖尿病が進行して脂肪の分解物（ケトン体）が血液の中に多くなると、血液が酸性に傾いて重篤な症状をきたします（糖尿病性ケトアシドーシス、p.8）。

糖尿病性ケトアシドーシスの症状

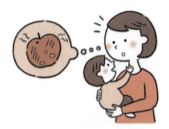

息が果実の香りのような臭いがする（ケトン臭）

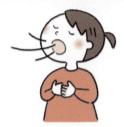

深く大きな呼吸をするようになる（クスマウル呼吸）。乳幼児期は大きな呼吸ができないため、早い呼吸になり、呼吸の回数が増える

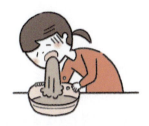

吐き気がして嘔吐を繰り返すようになる

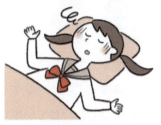

さらに症状が進むと、ぼーっとして意識がはっきりしなくなり、最終的に意識がなくなる（昏睡）

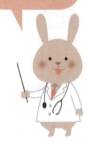

これらの症状がみられる場合は、速やかに医療機関を受診しましょう。

❸ 1型糖尿病と2型糖尿病の症状のちがい

　同じ糖尿病でも原因の異なる1型糖尿病と2型糖尿病では、症状の現れ方に大きなちがいがあります。

　膵臓でインスリンをつくることができなくなる1型糖尿病では、急に症状が出現することが多く、症状の進行も早いことが多いです。一方、生活習慣が影響して発症する2型糖尿病では、症状は軽度か無症状のことが多く、症状が進行するのもゆっくりです。2型糖尿病の初期では無症状のことが多いため、学校検尿やたまたま行った検査で見つかることが多いのが特徴です。

　重篤な状態である糖尿病性ケトアシドーシスは、一般に症状の進行が早い1型糖尿病でみられることが多いですが、2型糖尿病でも、血糖値が高い状態で、大量の糖分（清涼飲料水など）を摂取したり、激しい運動をしたりすると糖尿病性ケトアシドーシスに進行します。

4　糖尿病ってどんな治療をするの？

❶ 1型糖尿病

　1型糖尿病は、からだの中で血糖を下げるためのホルモンであるインスリンがつくれなくなって血糖値が高くなるため、インスリンを補うことが治療の基本になります。インスリンは口から服用すると消化・分解されてしまうため、注射をして補う必要があります。

　健康な人では、インスリンは通常も血糖値を一定に保つために少しずつ分泌されています（基礎分泌）。そして、食事をとると、食べた量や内容に応じてインスリンが分泌されます（追加分泌）。

健康な人のインスリン分泌

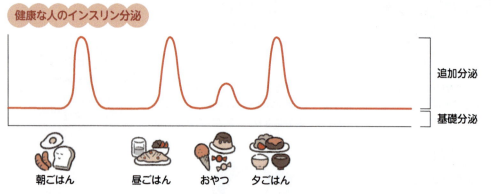

　1型糖尿病の治療では、なるべく健康な人のインスリンの分泌と同じようにインスリンを補うことで、血糖値が上がらないように治療することが大切です。1型糖尿病ではインスリンの基礎分泌、追加分泌の両方が低下したり、欠乏したりしていますので、それぞれの分泌に合わせたインスリンの補充が必要です。

1型糖尿病の人のインスリン分泌

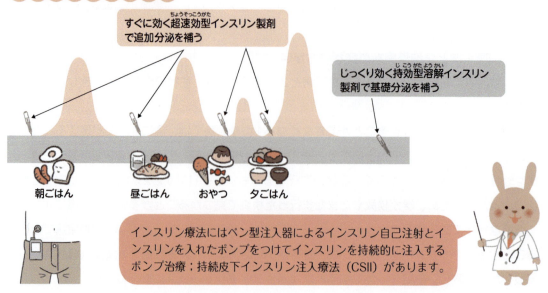

インスリン療法にはペン型注入器によるインスリン自己注射とインスリンを入れたポンプをつけてインスリンを持続的に注入するポンプ治療；持続皮下インスリン注入療法（CSII）があります。

❷2型糖尿病

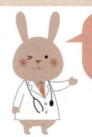

食べすぎや運動不足など生活習慣が影響して発症する2型糖尿病の治療の基本は、食事療法と運動療法です。

▶食事療法

こどもはまだ成長の段階にいるので、むやみに摂取エネルギー量を制限せずに、肥満の原因となった誤った食習慣を改善する必要があります。

▶運動療法

基本的には1日30分以上からだを動かして、1日の摂取エネルギーの10％以上を消費するようにします。楽しみながら運動量を増やせるよう、継続して実行可能な運動メニューを作成します。合併症がない限り運動制限の必要はありません。

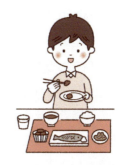

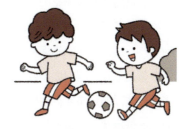

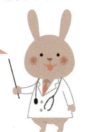

食事・運動療法のより具体的な方法は、3章（p.49〜）を見てください。

▶薬物療法

十分な食事・運動療法を行っても血糖コントロールが改善しない場合や、診断初期から高度の高血糖状態やケトアシドーシスがある場合には薬物療法の適応になります。

肥満を伴う2型糖尿病の多くは、食事・運動療法によって体重が減ると比較的短期間で血糖コントロールが改善しますが、肥満を伴わない2型糖尿病では食事・運動療法だけでは血糖値の改善に乏しく、薬物療法の適応になることが多いのが特徴です。

2型糖尿病における薬物療法は、一般的に内服薬（経口血糖降下薬）での治療が主になりますが、血糖値が非常に高い状態やケトアシドーシスの状態では、インスリン注射を行います。

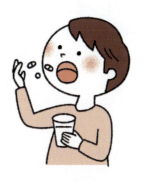

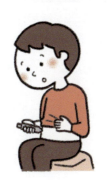

現在は、さまざまな経口血糖降下薬が販売されていますが、こどもに用いられる薬は多くはなく、一般的に肥満を伴うこどもの2型糖尿病では、ビグアナイド薬が第一選択薬として用いられます。ビグアナイド薬には、インスリン分泌促進作用はありませんが、肝臓からのブドウ糖放出を抑制する作用と筋肉を中心とした末梢組織でのインスリン抵抗性を改善させる作用をもっています。こどもの2型糖尿病でも有効性が報告されている経口血糖降下薬です。

　1種類の薬物で血糖値がうまくコントロールできない場合は、病態から考えて複数の薬物を組み合わせて治療を行います。

　複数の経口血糖降下薬の併用でも血糖コントロールが不十分な場合は、インスリン製剤を用います。インスリン製剤を用いる場合は、すべてインスリンに切り替えるか、経口血糖降下薬とインスリンを併用する方法があります。経口血糖降下薬とインスリン製剤を併用する方法として、効果時間が長い持効型インスリンを1日1回注射して、経口血糖降下薬を併用する方法があり、2型糖尿病でも簡便にインスリンを導入しやすい治療法です。

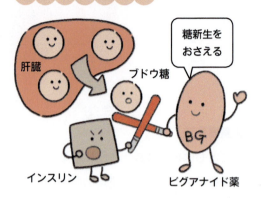
ビグアナイド薬のはたらき

2型糖尿病でインスリン療法のみの場合もあるの❓

　2型糖尿病の薬物療法において、インスリン療法のみが適応になる場合があります。ケトアシドーシス時や、全身状態が悪いとき（重篤な感染症に罹患したとき、全身管理が必要な手術のとき、大量のステロイド薬を使用するときなど）は、インスリン療法のみが適応となり、経口血糖降下薬による治療は行いません。

経口血糖降下薬の種類と作用

機　序	種　類	おもな作用
インスリン抵抗性改善系	ビグアナイド薬	肝臓での糖新生の抑制
	チアゾリジン薬	骨格筋・肝臓でのインスリン感受性の改善
インスリン分泌促進系	スルホニル尿素（SU）薬	インスリン分泌の促進
	速効型インスリン分泌促進薬（グリニド薬）	より速やかなインスリン分泌の促進・食後高血糖の改善
	DPP-4阻害薬	血糖依存性のインスリン分泌促進とグルカゴン分泌抑制
糖吸収・排泄調節系	α-グルコシダーゼ阻害薬（α-GI）	炭水化物の吸収遅延・食後高血糖の改善
	SGLT2阻害薬	腎での再吸収阻害による尿中ブドウ糖排泄促進

2章 1型糖尿病のこどもたち

1型糖尿病でのインスリン治療と血糖コントロールの基本的なこと、食事や運動で気をつけたいことについてお話しします。

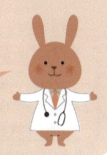

1 インスリン治療ってどんなもの？

❶ 不足するインスリンを補う

　1型糖尿病では、血糖を下げるためのホルモンであるインスリンがつくられなくなり高血糖になるため、血糖値を正常に維持するためにインスリンを外から補うことが治療の基本になります。なるべく健康な人のインスリンの分泌と類似するようにインスリンを補うことで、高血糖にならないよう治療することが大切です。

　健康な人は、血液の中に少量のインスリンが常に分泌（**基礎分泌**）されています。さらに食事で糖分を摂取して血糖値が上昇すると、インスリンを分泌（**追加分泌**）することで血糖値が一定に保たれるように調節しています。

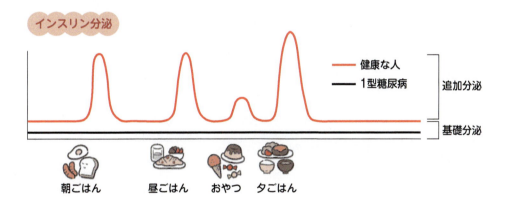

❷ インスリン製剤

　1型糖尿病の治療に用いるインスリン製剤には、いくつかの種類があります。現在、おもに用いられているのはインスリンアナログ製剤といって、ヒトのインスリンの構造を少し変えることにより、インスリンの作用時間を変化させて注射製剤にしたものです。超速効型インスリンアナログ、持効型溶解インスリンアナログがあります。ほかにも従来から用いられているインスリン製剤で、速効型インスリン、中間型インスリン、混合型インスリンがあります。

責任インスリンって❓

測定した血糖値に対して最も影響を与えているインスリンのことを、責任インスリンといいます。たとえば、昼食前の血糖値は、朝食時の追加インスリンが責任インスリンです。また、朝食前の血糖値は食事の影響が少ないので、基礎インスリンが責任インスリンになります。

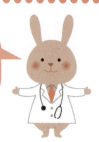

いくつかあるインスリン製剤をうまく用い、インスリンの投与方法を上手に選ぶことにより、生理的なインスリン分泌になるべく近くなるように外からインスリンを補います。

インスリン製剤の種類と特徴

種類	特徴	効果の現れ方
超速効型インスリン（アナログ製剤）	注射をして10分程度してから作用が現れる。作用が最大になる時間は30分〜2時間程度で、持続時間は3〜5時間と短い。 食事のときなどの追加インスリンに適している。 CSII療法にも用いられる。	
速効型インスリン	注射をして30〜1時間後から作用が現れる。作用が最大になるのが1〜3時間程度で、作用時間は5〜8時間。 食事の前の追加インスリンに用いるときは、食前30分に投与する。	
中間型インスリン	注射をして30分〜3時間後から作用が現れる。作用が最大になるのが2〜12時間程度で、持続時間は18〜24時間。基礎分泌を補うのに用いられる。 速効型インスリンに添加物を加えることによって作用時間を長くしたインスリン製剤。 白く濁っている。	
持効型溶解インスリン（アナログ製剤）	注射して約1時間後から作用が現れる。 持続時間は約24時間あるいはそれ以上。継続して使用するときには、明らかな作用のピークはみられない。 長く安定して効いているので、基礎分泌を補うのに適している。中間型よりも基礎分泌をより安定することが可能。	
混合型インスリン	追加分泌を補う超速効型インスリンや速効型インスリン、長く効く中間型インスリンや、持効型インスリンを組み合わせた製剤。 作用時間は組み合わせたインスリン製剤によって異なる。	

インスリン製剤の剤形

種　類	特　徴
プレフィルド／キット製剤	あらかじめインスリン製剤がペン型注入器にセットされ一体型になっている使い捨ての剤形。
カートリッジ製剤	インスリンが入ったカートリッジをペン型注入器にセットして使用する製剤。カートリッジ内のインスリンがなくなったら、新しいカートリッジに交換して使用する。
バイアル製剤	インスリン専用の注射器でインスリンを吸って使用する製剤。CSII療法で使用するインスリン製剤は、このバイアル製剤になる。

インスリン製剤は注射だけ？

インスリンを口から体内に入れると、消化され、アミノ酸に分解・吸収されてしまいます。ヒトの体内で、インスリンがホルモンとして作用するためには、消化管を通らないルートで直接からだに注入する必要があります。インスリン注射は皮下注射といって、皮膚と筋肉の間の皮下組織に薬を注入します。

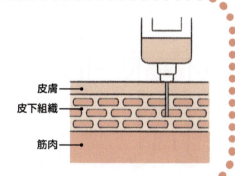

❸インスリン療法の種類

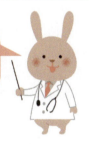

インスリン療法には、ペン型注入器を用いた自己注射法と、持続皮下インスリン注入療法（CSII）という方法があります。

▶自己注射法

おもに持効型溶解インスリンアナログを用いて基礎分泌を補い、超速効型インスリンアナログにより追加インスリンを補います。

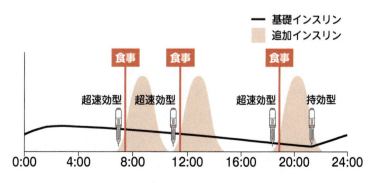

2章　1型糖尿病のこどもたち

27

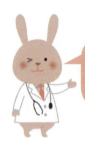

インスリン注射は、おなかやふともも（大腿）に行います。年齢や体型によっても注射に適した場所が異なるので、主治医の先生と相談してください。

インスリン注射部位の例

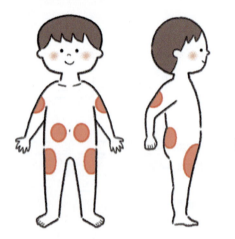

1回ごとに2〜3cmずつ位置をずらして、上腕部、腹部、大腿部、臀部に注射する

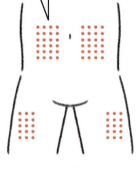

注意 ⚠

　インスリンをいつも同じところに注射していると、その部分が固くなったり、膨れたりして（インスリンボール）、インスリンの効きめが悪くなります。必ず2cmぐらいの間隔をあけて、毎回注射する部位を変えましょう。もし注射をしていた部位が固くなってしまったら、その部位への注射はしばらく止めましょう。また、インスリンは注射をする場所によって、吸収する速度がちがいます（速い順におなか、腕、おしり、大腿）。インスリンの効果を考えて超速効型インスリンアナログはおなかに、持効型溶解インスリンアナログはおしりや大腿に注射をするのが好ましいでしょう。

▶CSII療法

　皮下に細くやわらかいカニューレを留置して、インスリンポンプを用いて持続的にインスリンを注入する治療法です。あらかじめ基礎インスリン量を時間帯に応じてプログラムすることにより、投与量を時間ごとに設定することができたり、必要なときにすぐに追加インスリンを注入することが可能です（p.34）。

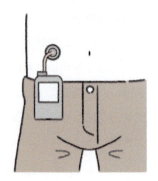

2　血糖はどうやって測るの？

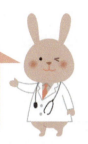

血糖自己測定（Self-Monitoring of Blood Glucose；SMBG）とは、簡易血糖測定器を用いて、自分で血糖値を測定することです。SMBGを行うことは自分の血糖の推移を把握するのに最良な手段であり、自分の生活に合わせて血糖を測定することが重要です。

❶ 血糖測定は何のために行うの？

　1型糖尿病では膵臓から十分なインスリンが出なくなるために、インスリン注射やインスリンポンプを使用して体外からインスリンを投与する必要があります。インスリンを必要以上に投与してしまうと低血糖となり、重症低血糖の場合は意識障害やけいれんをおこすことがあります。逆に、インスリンの投与量が足りないと高血糖となり、糖尿病合併症の発症・進展や糖尿病性ケトアシドーシスの原因となります。そのようなリスクをなくすためにも普段からインスリンの量を調整し、血糖を適正にコントロールする必要があります。また、きちんと血糖を測ることにより、普段の生活においてどんなときに血糖が高くなるか、逆に低くなるかを知ることができ、そのような場合にどのような対処をすればよいかも学ぶことができます。そのためにも自分の生活に合わせ血糖を測定することが重要です。

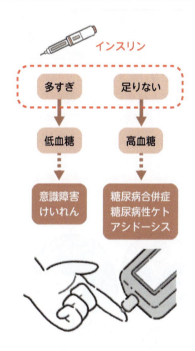

❷ どんなタイミングで血糖測定すればいいの？

　食事の際は食直前に超速効型のインスリンを投与しますが、食前の血糖値が低い場合は普段と比べてインスリン投与量を減量する必要があり、高い場合には逆に普段に比べてインスリン投与量を増量する必要があります。このように食直前のインスリン量をカーボカウント法（p.44）に基づき決定するために、食前に血糖を測る必要があります。

　さらに夜間や就寝中の低血糖や高血糖を予防するために、寝る前の血糖も測定する必要があります。つまり各食前と寝る前の1日4回は必ず血糖を測定する必要があります。

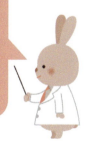

食前の低血糖や高血糖があった場合や、食後の低血糖や高血糖が連日続いている場合は、食直前のインスリン投与量が適正であったかの評価のためにも、食後1時間の血糖を測るとよいでしょう。

注意 ⚠️

冷や汗やイライラなどの低血糖症状が出たときや、のどのかわきや水分をとりたがるなどの高血糖症状が出たときも、血糖を測定する必要があります。また、運動をすると血糖が下がりやすくなるため、低血糖を予防するためにも運動前や運動後に血糖を測定する必要性があります。さらにシックデイ（p.67）ではストレスホルモンの影響により血糖が高くなることが多く、より頻回の血糖測定が必要となります。

高血糖や低血糖を実際認めた場合には、その状態がインスリンの追加投与や補食により改善したかを確認しましょう。

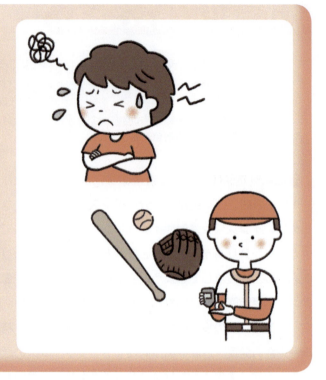

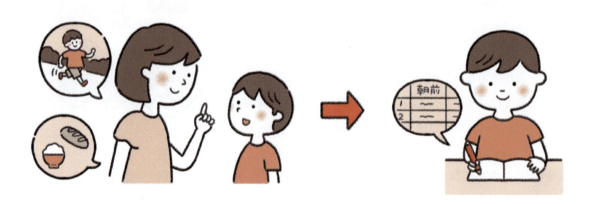

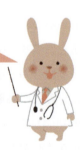

「個々の患者さんの生活に合わせて適切なタイミングで血糖の測定を行う」ことが大切です。測定した血糖値は、必ず記録しましょう。低血糖や高血糖がおきたときに、どのように対応したかも書いておくと、いいですね。

❸実際どのように血糖測定をするの？

血糖測定に必要な物品

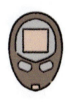
血糖測定器

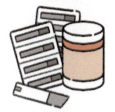
専用のチップ

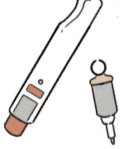
穿刺具・穿刺針

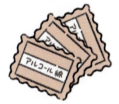
酒精綿
（アルコール綿）

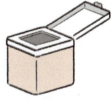
使用後の針やチップを捨てる容器

血糖測定の手順

①測定器にチップを差し込む

②穿刺部である指先を消毒し、よく乾かす

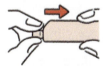
③穿刺具に穿刺針を取り付ける（一体型のものは不要）

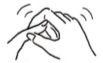
④寒い日などは血行をよくするため穿刺部をマッサージしよう

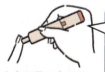
⑤穿刺具を穿刺部に押し当て穿刺する

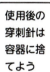
使用後の穿刺針は容器に捨てよう

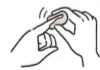
⑥血糖測定用のチップに十分量の血液を吸わせる。血糖値を確認する

⑦測定終了後は酒精綿で穿刺部を圧迫止血し、使用後のチップを容器に捨てる

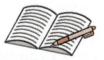
⑧血糖測定後は必ず、その血糖値を血糖管理ノートなどに記録する

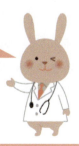

穿刺部位は指の腹でなく、指先の端の部分のほうが痛みが鈍感です！

どうして穿刺する場所は指先なの❓

指先などの末梢部位は、動脈と静脈が吻合した毛細血管が多く存在し、急激な血糖の変化をとらえるのに最適な場所だからです。

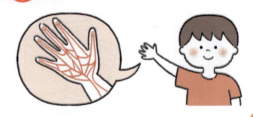

❹最新の血糖測定器

連続皮下ブドウ糖濃度測定（Continuous Glucose Monitoring；CGM）機器について、紹介します。

▶従来型CGM機器

からだにセンサーを装着して、連続して血糖値を測定することができます。センサーが示す値をセンサーグルコース値（SG値）といって、皮下のブドウ糖濃度を測定しているため実際の血糖値とは異なるものの、血糖値に近い値をとります。CGM機器を利用することにより、SMBGではとらえることができなかった低血糖や高血糖などの血糖変動をとらえることが可能になり、適正なインスリン量の調整に役立ちます。現在日本で使用されているものはMedtronic社のiPro®2であり、6日間持続して血糖を測定することが可能です。間質液中のSG値と実際の血糖値の差を修正するためのキャリブレーション（較正）という行為を患者さん本人が行う必要があり、Sensor Augmented Pump（SAP）においても従来型のCGM機器が利用されています（p.37）。

機器を付けたまま運動をしたり、お風呂に入ったりすることができるのも特徴です。

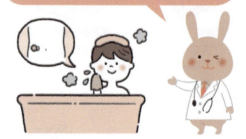

キャリブレーションって❓

SG値と実際の血糖値は異なるため、補正する必要があります。そのため、ポンプ本体に現在の血糖値を入力します。SG値と血糖値の乖離が少ないときにキャリブレーションするのがポイントです。

予測アラート機能付きリアルタイムCGM

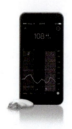

- 今後、アラート機能付きのリアルタイムCGMが、Medtronic社から販売される予定
- 携帯電話に専用のアプリをダウンロードすることで現在のSG値を表示し、低血糖や高血糖の際はアラートでそれを教えてくれる機能をもっている

（画像提供：日本メドトロニック）

▶フラッシュグルコースモニタリングシステム

　2017年9月1日より保険適応となったAbbott社のFreeStyleリブレ®とFreeStyleリブレPro®が採用しているシステムです。FreeStyleリブレ®では従来型のCGM機器と同じように皮下に入れたセンサーで間質液中の糖濃度を測定し、リーダーを近づけ血糖に近い値（センサーグルコース値：SG値）を読み取ることができます。さらにCGM機器のように、血糖の変動を可視化することにより、SMBGではとらえにくかった低血糖や高血糖を知ることができ、血糖コントロールに有用です。SG値は実際の血糖とは異なるため、SG値が低い場合や高い場合はSMBGを行う必要があります。また、血糖と比較しSG値の変動は5～10分程度遅れるため、SG値のみでインスリン投与量を決定することは非常に危険であり避けなければなりません。

　一方、FreeStyleリブレPro®はFreeStyleリブレ®のようにSG値をリーダー上に表示する機能はなく、純粋なCGM機器として利用されています。このシステムの画期的なところは、従来型CGM機器とちがい、間質液中のSG値と実際の血糖値の差を修正するためのキャリブレーション（較正）を患者さん本人が行う必要がないことです。

　FreeStyleリブレ®・FreeStyleリブレPro®共にひとつのセンサーで14日間使用が可能であり、FreeStyleリブレ®はSMBGと同じ保険点数で使用できるため安価です。さらにリーダー自体が血糖測定器としても使用でき、チップを変えればSMBGおよび血中ケトン測定器としても使用できます。

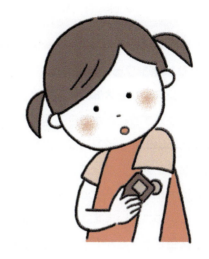

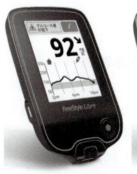 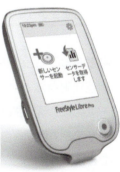

FreeStyleリブレ®　　FreeStyleリブレPro®

（画像提供：アボット ジャパン）

現在、適応年齢が4歳以上に限られるなど制限はあるものの、うまく利用すれば1型糖尿病の治療を大きく変える可能性をもつデバイスです。

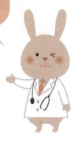

3　インスリンポンプ：CSIIってどんな治療？

❶インスリンポンプってなに？

　超速効型インスリンを体外の携帯型ポンプから持続的に皮下へ注入することができる器械を、インスリンポンプといいます。インスリンポンプを用いて行う治療法をインスリンポンプ療法といい、一般的にCSII（Continuous Subcutaneous Insulin Infusion）といわれています。時間ごとにインスリン注入量を調整することができ、頻回注射療法と比較し、生理的なインスリン分泌により近い状態を保つことができます。

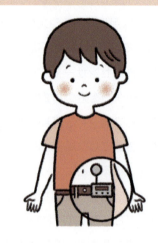

❷どんなメリットがあるの？

　頻回注射療法と比較し、血糖変動の改善や高血糖・重症低血糖を含めた低血糖の頻度を低下させることができ、糖尿病合併症の発症・進展を防ぐことができます。また、一時基礎レート機能を使用すれば、たとえば運動時などの低血糖がおこりやすい時間帯にインスリンの投与量を簡単に減らすこともでき、使用している人の生活の質を改善させることができます。インスリン拮抗ホルモンの分泌に伴い夜中から朝方に血糖が高くなる暁現象も、インスリン投与量を調整することで高血糖を抑えることが可能です。カーボカウントに応じて追加インスリンの投与量を計算できる機能も搭載しており、ペン型のインスリン注入器よりも細かく投与量を設定できます。

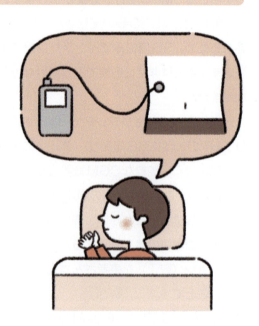

インスリンポンプの種類と投与可能な単位

種類	投与可能な最小単位
ミニメド640G（Medtronic社）	0.025単位
そのほかのポンプ	0.1単位

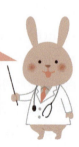

ポンプの注入部位を原則として2〜3日に1回交換する必要がありますが、頻回注射療法と比較し頻回のインスリン注射に伴う苦痛を軽減することができます。

❸どんなデメリットがあるの？

　超速効型インスリンを器械とつながったチューブにより皮下に持続的に注入しているため、皮下のチューブの折れ曲がりや閉塞がおきた場合や注入回路が折れ曲がってしまった場合には、インスリンの注入が途絶えてしまい、容易に高血糖やケトアシドーシスになってしまいます。そのため、予想していない高血糖がおきた場合は頻回に血糖を測定し、場合によっては注入回路を交換する必要があります。

> **注意** ⚠️
> 頻度は多くないものの、器械であるためポンプ自体が故障する可能性も否定できません。そのため必ずトラブルに対応できるよう、ペン型のインスリン注入器を常に持ち歩くようにしましょう。

❹どんな人に適応があるの？

CSIIのこどもへの適応

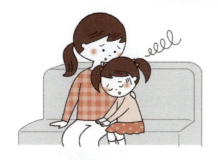

- 重症低血糖やケトアシドーシスを繰り返す
- 血糖値の変動が大きい
- 血糖コントロールが不良

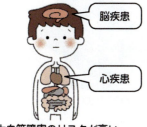

大血管障害のリスクが高い
（脳疾患、心疾患）

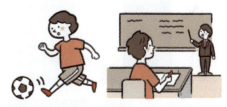

生活様式・食生活が一定でない
（生活様式に合わせて細かくインスリン量を調節したい）

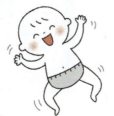

細かいインスリン投与量の設定が
必要な場合（乳幼児など）

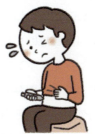

頻回のインスリン注射に
よる痛みを軽減したい

❺ポンプを使用しはじめたいときはどうすればいいの？

　欧米などではインスリンポンプはメジャーな糖尿病の治療法ですが、日本では普及率はまだ低く、専門の施設で導入するほうがよいといえるでしょう。現在、全国で約300施設で導入されています。

　日本大学病院では可能な限り入院でのポンプ導入を行っており、入院中に患者さんにインスリンポンプの使用方法や低血糖・高血糖やシックデイ時の対応、ポンプトラブル時の対応などを学んでもらってから、その後外来で経過をみるという方法をとっています。一方、年長児や理解力の高い患者さんでは外来での導入も可能です。

> 糖尿病ネットワークのWEBページでは、インスリンポンプ療法に対応している施設がまとめられています。
> (http://www.dm-net.co.jp/pumpfile/medical/)

❻最新のインスリンポンプ

　2018年7月現在、日本で使用できるポンプを販売している会社は2つあり、そのひとつがMedtronic社です。日本語表記のインスリンポンプミニメド620Gおよび640Gと英語表記のParadigm®722があります。ミニメド620Gおよび640GはSAP（Sensor Augmented pump）としても使用可能です。もうひとつがトップ社でTOP®-8200というインスリンポンプです。

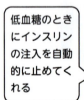

低血糖のときにインスリンの注入を自動的に止めてくれる

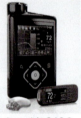
ミニメド640G

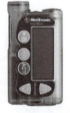
Paradigm®722

（画像提供：日本メドトロニック）

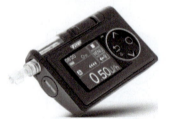
TOP®-8200

（画像提供：トップ社）

　また、2018年にテルモ株式会社からMEDISAFE WITH®という国内初のパッチ（貼り付け）式インスリンポンプが販売予定です。従来のポンプではポンプ本体と注入部位をつなげるチューブが必要でしたが、本製品はインスリンの注入部位と本体が一体化されており、リモコンで遠隔操作が可能である、初のチューブフリーのインスリンポンプです。チューブトラブルが原因でのケトアシドーシスが予防できることや、生活の質の向上が期待されています。

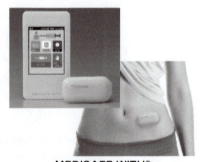

MEDISAFE WITH®

（テルモプレスリリースから引用）

❼ SAPってなに？

　SAPは、Medtronic社のミニメド620Gおよび640Gを使用している患者さんのみが使用できる機能です。これは連続皮下ブドウ糖濃度測定器と、インスリンポンプが一体となったシステムです。インスリンポンプの画面上に、現在の血糖値に近いSG値、SG値の変動を表したグラフ、SG値の変動の速さを表すトレンドの矢印が表示され、低血糖や高血糖をほぼリアルタイムで気づくことができます。しかし、SG値はあくまでも血糖値に近い値であることから、SG値だけでは低血糖や高血糖を判断せず、きちんとSMBGを行う必要があります。このシステムを利用すると、SG値が設定した値より上回ったとき／下回ったときにアラート機能で教えてくれる高／低グルコースアラートや、高血糖・低血糖を事前に予測しアラート機能で通知する予測アラート、普段の生活のなかで急速にグルコース値が変化する場合にアラートで通知する速度アラートなどの機能が利用できます。また、最新型の640Gには、620Gとちがい、SG値があらかじめ設定した下限値に近づくと予測された30分前に自動的にインスリンの注入を停止し、SG値の上昇が確認されると自動的に再開するシステムが付いています。そのため、無自覚性の低血糖や重症低血糖が頻回にある患者さんに特に有用です。

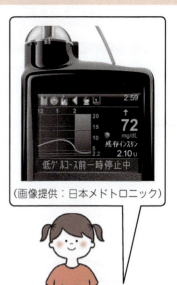

（画像提供：日本メドトロニック）

インスリン注入の自動停止・自動再開

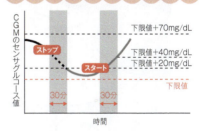

（日本メドトロニックミニメド640G製品サイトを参考に作成）

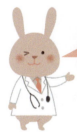

　SAPを利用するためには、SG値を測定するためのデバイスをもうひとつからだに装着しなければなりません。また、間質液中のブドウ糖濃度と実際の血糖には差があるため、それらを較正するためにポンプに1日3～4回実際の血糖値を入力する必要があります。較正するタイミングも血糖が安定しているときに行うなどの制約がありますが、うまく利用できれば、血糖コントロールの改善が期待できます。

海外での最新機器の実用化

　これらのシステムを応用し、現在海外では、高血糖時にインスリン注入量を増やし、低血糖時はインスリン注入量を自動的に減らすMinimed®670Gというポンプが実用化されています。日本での導入は今のところ未定ですが、近い将来に日本でも使用できることを期待されています。

4　血糖コントロールはどうすればいいの？

❶1型糖尿病のこどもの治療の目標

　1型糖尿病のこどもにとっての最終的な治療の目標は、血糖値を適切にコントロールすることによって健康なこどもと変わらない生活を送り、糖尿病による合併症をおこさずに、健康なこどもと同じように寿命をまっとうすることです。

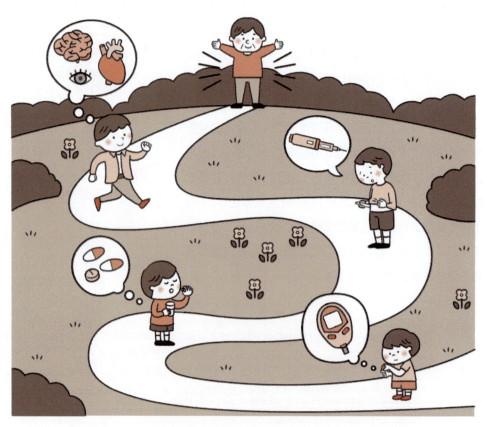

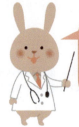

1型糖尿病の血糖コントロールは、重症な低血糖や長期の高血糖、ケトアシドーシスをおこさずに、適切に行うことが大切です。よい血糖値を維持することによって、慢性の血管合併症の発症と進展を防ぐことができます。

❷ 血糖自己測定（SMBG）(p.29)

　適切な血糖コントロールを行う上で、日常生活のなかで血糖自己測定（Self-Monitoring of Blood Glucose；SMBG）を行います。インスリンの投与量の調整や低血糖・高血糖を確認して、それらを適切に補正することが目的です。

　SMBGで低血糖が確認されたときには、補食をとるなどの対応をすぐに行います。高血糖が確認されたときには、超速効型インスリンアナログを追加注射して適切に高血糖を補正します。その際には、補正後の低血糖を避けるために、その時点でからだの中で有効に作用している超速効型インスリンアナログの残存量を考慮して、補正するインスリン量が多くならないようにしましょう。

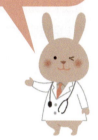

かぜをひいたときなどのシックデイでは、普段より多く随時SMBGを行うようにしましょう。

❸ ヘモグロビンA1c（HbA1c）

　長い期間の血糖コントロールの指標として、HbA1cという指標があります。

　血液の中にある赤血球の中には、酸素を運ぶためのヘモグロビンというたんぱく質があります。ヘモグロビンと血液中のブドウ糖が結合したものを糖化ヘモグロビンと呼び、HbA1cはすべてのヘモグロビンの中の糖化ヘモグロビンの割合をパーセント（％）で表記したものになります。血糖値が高い状態が長期間続くと、ヘモグロビンに結合するブドウ糖の量が多くなるので、HbA1cは高くなります。

　HbA1cは、1〜2カ月前から現在までの血糖値の平均を反映しています。急激な血糖値の変動や赤血球の寿命の変化などによって、HbA1cと平均血糖値との間にずれが生じる場合もあります。

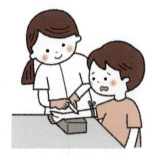

血糖値とHbA1cの関係

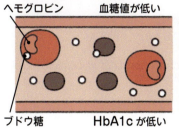
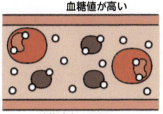

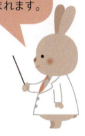

HbA1cの測定回数については、6歳未満では1年に少なくとも4〜6回、6歳以上では少なくとも3〜4回の測定が望まれます。

❹コントロール目標値

SMBGでの血糖値や、HbA1cの値については、国際小児思春期糖尿病学会でのコントロール目標があります。特にHbA1cについては、こどもの1型糖尿病では、おとなとは異なり、目標とする値が7.5％未満とされています。ただし、こどもの1型糖尿病では、HbA1cの目標値の達成よりも低血糖を回避することが優先されます。

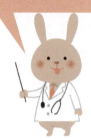

重症低血糖や頻回の低血糖などをおこさずに、できる限り正常に近い血糖値が達成できるように、それぞれの1型糖尿病のこどもに目標値を設けることが大切です。

小児思春期糖尿病の血糖コントロールの目標値

コントロールの水準	理想（非糖尿病）	適切	不適切（介入提案）	ハイリスク（介入必要）
臨床的評価				
高血糖	高血糖なし	無症状	多飲・多尿・夜尿	視力障害、体重増加不良、成長不良、思春期遅延、不登校、皮膚または陰部感染、血管合併症の所見
低血糖	低血糖なし	重症低血糖なし	重症低血糖あり（意識障害、けいれん）	
生化学的評価				
血糖自己測定値（mg/dL）				
朝食前・食前	65〜100	70〜145	＞145	＞162
食後	80〜126	90〜180	180〜250	＞250
就寝前	80〜100	120〜180	＜75 or ＞162	＜80 or ＞200
夜間	65〜100	80〜162	＜75 or ＞162	＜70 or ＞200
HbA1c（％）	＜6.5	＜7.5	7.5〜9.0	＞9.0

この目標値は、ガイドラインとして示した値である。症例ごとに、重症低血糖や頻回の軽度〜中等度の低血糖をおこさず、できる限り正常に近い血糖値を達成するような目標値を設定すべきである。

〔ISPAD Clinical Practice Consensus Guidelines 2014. Assessment and monitoring of glycemic control in children with diabetes. Pediatr Diabetes. 15（Suppl 20）, 2014, 102-14 より引用〕

▶グリコアルブミン（GA）

　HbA1cよりも短期間の血糖コントロールを反映する指標として、GAがあります。グリコアルブミンは、血液中のアルブミンというたんぱく質にブドウ糖が結合したものです。GAは2〜4週の血糖値の平均を反映します。赤血球に異常を認める病態や新生児期・乳児期に胎児ヘモグロビンの影響で、HbA1cによる評価ができないときに血糖コントロールの指標として有用です。基準値は11〜16％となっています。

注意

　GAは痩せでは高値傾向を示し、肥満では低値傾向を示す傾向があるので注意が必要です。
　また、HbA1cが同じ値であっても血糖値の変動が大きい場合には、GAが高くなりやすいことが示されています。アルブミンとブドウ糖が結合する速度は、ヘモグロビンとブドウ糖が結合する速度よりも速いため、食後高血糖など短時間で生じる血糖変動にもGAのほうがHbA1cよりも鋭敏に血糖コントロールを反映していると考えられています。

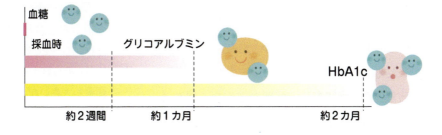

各検査値が示す血糖状態の時期

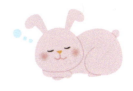

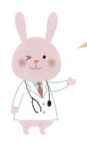

> 1型糖尿病だからといって食事や運動に特別な制限は必要なく、病気になる前と同じ生活が可能です。少しだけ注意が必要なので、ここでお話しします。

5 食事で気をつけたいこと

　バランスのよい食事は成長に不可欠であり、食べすぎや小食すぎるのは血糖コントロール不良につながります。食事は糖尿病の治療の基本であり、どんなにインスリン治療を強化しても、食事に問題があると血糖コントロールはよくなりません。

❶ どんなものをどれだけ食べればいいの？

　糖尿病の食事療法というと"摂取カロリーの制限が必要"というように大きな誤解があり、実際に肥満もないのに、2型糖尿病と同じように食事制限を受けている患者さんも過去にはいました。このような患者さんでは、思春期以降に摂食障害をきたすこともあります。摂取カロリーの制限が必要なのは肥満がある2型糖尿病であり、病態がまったく異なる1型糖尿病のこどもたちに必要なカロリーは、健康小児と同じです。適切なカロリーを摂取し、良好な成長を促すことが大切です。しかし、一方で肥満にならないように注意する必要があります。

摂食障害って❓
拒食症と過食症に分類され、10～20歳代の女性に多くみられます。性格の要素も大きいが、ダイエットやスポーツにおける減量の強要がきっかけになることも多いです。

▶ **どれだけ食べればいい？**

- **推奨エネルギー**：年齢、性別、体重、運動量により変化します。厚生労働省より発表されている最新の「日本人の食事摂取基準」（5年ごとに改訂）を参考にして算出します。

▶ **どんなものを食べればいい？**

- **栄養バランス**：三大栄養素をバランスよくとることが大切です。

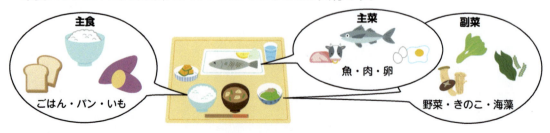

三大栄養素

- 炭水化物 55
- たんぱく質 20
- 脂質 25
- その他 1.2

たんぱく質

年齢・性別・体格に応じて20〜60g
豆類などの植物たんぱく質が推奨され、動物性たんぱく質の場合は魚・肉（脂肪を除去したもの）・低脂肪乳製品が推奨される。微量アルブミン尿など糖尿病性腎症の徴候がある場合は、摂取を控える必要がある

炭水化物

50〜60％
糖質と食物繊維に分類され、糖質は消化・吸収されてエネルギーになる。食物繊維は消化されないので便として排泄される

脂質

20〜30％
動物性脂肪に含まれる飽和脂肪酸はLdL（悪玉）コレステロールや中性脂肪を増やし、動脈硬化の原因になる。不飽和脂肪酸は植物油脂に含まれ、HdL（善玉）コレステロールを増やす。現代の日本人の食事は、脂質の割合が増加していることが問題になっている

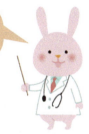

そのほかのビタミン、ミネラルの必要量は健康なこどもと同じです。

❷血糖値と食事の関係

血糖値は食事摂取によって上がり、上がった血糖値はインスリンによって調節されます。しかし、1型糖尿病ではインスリンの分泌が少ないか、あるいは分泌されないため、外からインスリンを補う必要があります。インスリンは口から飲むと、からだの中で消化・分解されてしまうので、足りないインスリンは注射で補います。

▶学校給食

学校給食は、食事摂取基準に基づき、各学年における標準体格に応じた献立が設定されています。1型糖尿病の場合は摂取カロリーの制限はありません。前もって献立表を手に入れておけば、カーボカウント（p.44）の計算に役立ちます。おかわりは禁止ではありませんが、食べすぎには気をつけましょう。

▶外食

禁止する必要はありませんが、高カロリーで塩分過多、野菜不足が懸念されます。また、脂質が多い食事が多いため、インスリン量の調節が難しくなります。肥満にもつながるので、頻回の外食は避けましょう。

❸インスリン療法と血糖コントロール

　こどもでは食べムラや偏食、食事に時間がかかるなど、食事量と食事時間にばらつきがあり、食事とインスリン作用のずれから食事に対する血糖コントロールが難しいといわれています。特に低年齢のこどもはその傾向が強いです。

　最近ではインスリン製剤が改良され、作用時間のちがうインスリンアナログ製剤を用いて、より生理的なインスリン動態が再現できる治療や、微量な投与量の設定と生活様式に合わせて投与時間を変更できるインスリンポンプも普及しています（強化インスリン療法）。また、これから運動するなど低血糖になりやすい時間帯には、あらかじめ基礎インスリン量を減らしたり、運動の前などにあらかじめ補食をとることで低血糖を予防できます。

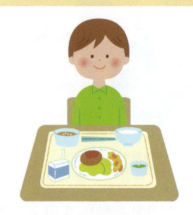

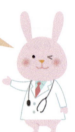

1型糖尿病では"インスリン治療に合わせた生活"ではなく、"生活様式に合わせたインスリン治療"が治療の基本です。

❹カーボカウント

　食後の血糖上昇は、大部分が炭水化物に影響されます。強化インスリン療法で使われるインスリン製剤はおよそ10分程度で効き始めて、3～5時間くらい持続する"超速効型"インスリンです。この効果時間が炭水化物摂取による血糖上昇のタイミングと一致し、超速効型インスリンはカーボカウントの計算と強化インスリン療法に有用といわれています。

　カーボカウントとは、文字どおり、炭水化物を数えることです。炭水化物量の単位を"カーボ"といい、炭水化物10g＝1カーボとしています。患者さんは、炭水化物を数えることができるようになる必要があります。

インスリン／カーボ比（I/C比）
1カーボ（炭水化物10g）食べたときに必要なインスリン量（単位）

グラム／インスリン比
インスリン1単位に値する炭水化物のグラム

どちらかを使う

インスリン効果値
超速効型インスリン1単位で、下がる血糖値

目標血糖

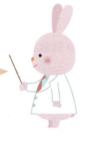

これらはカーボカウントで使う数値ですが、一人ひとりに合わせて主治医の先生が設定してくれます。

実際にカーボカウントをやってみよう！

カーボカウント法でインスリン量を決める

食事の炭水化物から計算したインスリン量 → カーボ量とインスリンカーボ比から計算する

今の血糖値から目標の血糖値に下げるために必要なインスリン量 → 目標血糖値とインスリン効果値から計算する

↓ これから打つインスリン量

カーボカウントの例

●問題
A君の目標血糖は150mg/dL、インスリンカーボ比は0.5、インスリン効果値は100だと主治医の先生から言われています。
昼食前の血糖が246mg/dLでした。A君は昼食メニューを見て炭水化物を数える（カーボをカウント）と、4カーボ分は食べられそうとのことでした。食前のインスリンは何単位必要でしょうか？

●答え
まず目標血糖150mg/dLにするには、（246－150）÷100＝0.96単位必要。
食事に必要なインスリンは4カーボ×0.5＝2単位
よって、0.96＋2＝2.96≒3単位を食前に打てばいいことになります。

注意

脂肪やたんぱく質が多い場合は、食前に打つインスリン量では食後の血糖上昇を調節できないことがあります。それはたんぱく質や脂肪は炭水化物とちがって、緩やかな血糖上昇を示すからです。

炭水化物ばかりに気をとられ、カロリーや栄養バランスを無視しないように注意しましょう。血糖値の上昇を気にしすぎるあまり、炭水化物の摂取を極度に制限すると、たんぱく質や脂質の摂取過剰になるため注意が必要です。

炭水化物の多い食品
主食
＋
果物　ジャム　牛乳
砂糖　調味料

2章　1型糖尿病のこどもたち

6 運動で気をつけたいこと

❶ 1型糖尿病でも運動してもいいの？

1型糖尿病は、肥満や運動不足いわゆる生活習慣の乱れが原因ではないので、食事療法と同様に体重減少を目的とした運動療法は行う必要はありません。しかし、運動はインスリン感受性（インスリンの効きめ）を高め血糖コントロールをよくし、長期的にみると心血管系疾患（内臓脂肪の蓄積、脂質異常症、高血圧）のリスクを低下させます。また、運動には気分転換の効果もあるため、心身の発達、部活をはじめ友人との交流においても定期的な運動は大切です。

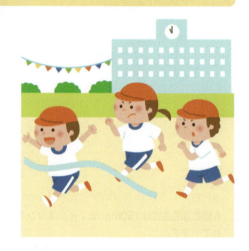

運動が制限、禁止される場合

- 尿ケトン陽性かつ高血糖のとき（ケトアシドーシスも含む）：
  血糖コントロールが悪い人が運動するとインスリン拮抗ホルモンが刺激される（インスリンの分泌が減る）
  →血糖がさらに上昇→肝臓でケトン体合成が進んで具合が悪くなる
- 低血糖のとき、あるいは低血糖になることが予想されて十分な対処ができないとき
- 糖尿病網膜症で前増殖性異常の状態のとき ┐
- 糖尿病性腎症で持続性たんぱく尿が出ているとき ├ 慢性合併症があるとき
- 糖尿病性神経障害が重症のとき ┘

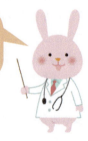

このような場合以外は、運動制限は必要ありませんし、1型糖尿病だからといって、これといってやってはいけない運動はありません。

❷適度な運動とは？

実際、1日にどのくらい運動をしたらいいのでしょう？このような目安があります。

適度な運動の目安

- ●適度な運動量：適正食事摂取カロリーの5～10％といわれる
- ●運動の種類と強度：有酸素運動を50％くらいの強度でやるのがよい。無酸素運動はアドレナリンによって逆に血糖を上げてしまうリスクがある
- ●時刻と頻度：夜に運動をすると、就寝後に低血糖になることがあるので、推奨されない。週に3回以上の運動が望ましい

各運動における消費カロリー

	1分あたりの消費カロリー（1kcal/kg/分）		体重別の1時間あたりの消費カロリー（1kcal/時間）			
	男子	女子	20kg	30kg	40kg	50kg
デスクワーク	0.03	0.039	35	53	71	89
散歩	0.046	0.043	53	80	107	134
自転車	0.066	0.061	76	114	152	191
ジョギング	0.126	0.117	146	219	292	365
平泳ぎ	0.197	0.182	227	341	455	569

（厚生労働省．第五次日本人の栄養所要量より改変）

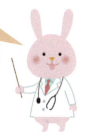

たとえば、体重30kgで1日に1,900kcal食べている男の子の場合、1日の10％のエネルギーを消費するには、平泳ぎ30分くらいが望ましいです（0.197×30×30＝177kcal）。

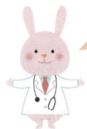

運動するにあたって低血糖に気をつけよう！

注意

●血糖測定
　運動前に著しい高血糖や低血糖がないことを確認して運動を行います。運動中や運動後も低血糖症状がみられたら血糖測定します。運動会など長時間にわたる運動の場合は、（前日の夕方や当日の朝の）その時間帯に作用する基礎インスリンをあらかじめ減らしておきましょう。インスリンポンプであれば、その時間帯の基礎インスリンを減量します。体育や部活など短時間の運動では、運動する前の食事のときの追加インスリンを減量します。

●低血糖への対応
　予測不可能な場合も多いので、体育や部活のときも常に補食は携帯しましょう。

●低血糖の予防
　運動前にあらかじめインスリンを減らすか、または血糖を保つためにあらかじめ補食をします。炭水化物では持続効果が不足するときは、チーズなどたんぱく質や脂肪を含んでいるものを食べましょう。

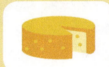

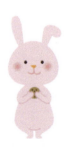

3章 2型糖尿病のこどもたち

2型糖尿病は、発症以前からインスリン抵抗性をもつ人が、生活環境・食生活の影響を受けて発症する病気です。どんな治療するのかを説明します。

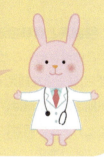

1 食事を工夫しよう

❶なぜ食事療法が必要なの？

　これからの将来を担うこどもたちにとって、食事は、成長・発育のために必要なエネルギーと栄養素の補給だけではなく、心身の成長および人格の形成に大きな影響を及ぼします。生涯にわたって健全な心とからだを培い豊かな人間性を養うためには、"食事"は重要です。

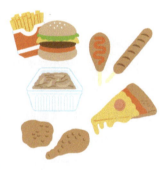

　近年、こどもたちを取り巻く生活環境は健康的に望ましいといえず、社会的にも問題となっていますが、日本人のライフスタイルの変化、自動化が進んだ都市型生活、コンビニエンスストアや外食産業が家庭に浸透してきたことによる食生活の変化、受験競争による塾通い、少子化や親の共働きによる個食、住環境によるこどもの遊びの変化など、こどもたちの食生活や運動環境について変化をもたらす要因は多様です。このようなこどもたちの健康を損ねるような社会現象は、おとなも同様に健康を害する可能性が高く、改善が必要です。

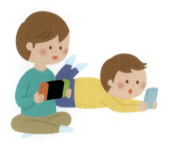

　からだを維持し生命の糧となる食事は、現代の間違った食事のあり方により本来の意味に相反する形ではたらき、時には健康に大きく影響します。食をめぐる問題から疾病につながる要因としては、栄養のかたよった内容の食事、不規則な時間帯の食事、肥満や2型糖尿病など生活習慣病の増加などがあげられます。

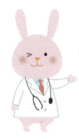

現代においてはこどもだけでなく、おとなであっても疾病の予防または治療のために、食事の摂取方法を見直すなどの"食育"が必要であり、多くの場合食生活の改善が必要です。

❷ 肥満と食事療法

この半世紀、こどもの肥満は年々増加傾向にあり、肥満度20％以上を超える肥満児の頻度が高くなっています。幼児期以降の肥満は、その後の発育過程においても放置されるとおとなの肥満に移行しやすく、また思春期になると内分泌的な要因によってインスリン抵抗性が30％程度増加し、肥満度も増加します。中学生を中心にこどもの2型糖尿病の発症率が高くなっていることもあり、過食・運動不足による肥満から生活習慣病やメタボリックシンドロームの要因として、今後どう対応していくかが重要な課題となります。

2型糖尿病のこどものおよそ80％は肥満であり、2型糖尿病の発症には食生活の変化と運動量の減少が原因としてかかわっていると考えられます。こどもの2型糖尿病の治療の基本は食事・運動療法なので、診断時にケトーシスを示す患者さんを除いては、まず食事・運動療法を第一選択とします。こどもの2型糖尿病の食事療法として、成長過程にあるこどもに過度のエネルギー制限を行うのは好ましくないので、食事内容を検討して指針を決めることが大切です。

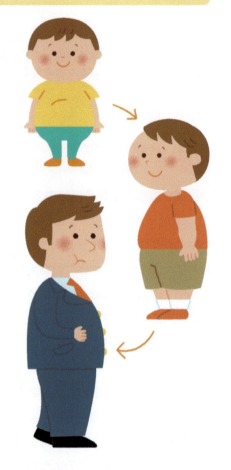

こどもの2型糖尿病の治療指針（日本大学病院小児科）

- 各年齢における日本人の食事摂取基準の身体活動レベルⅡ（厚生労働省）を健常児の所要量の基本とする
- 原則として中等度以上の肥満を認める場合には、エネルギー摂取量を同年齢健常児の所要量の90％程度に制限し、軽度肥満〜非肥満では95％を目安として治療を開始する
- 三大栄養素の配分比は、炭水化物53〜57％、たんぱく質15〜17％、脂質30％を基本とする
- カルシウム、鉄と食物繊維を十分に与える
- 1日の摂取エネルギーの5〜10％を消費するような運動メニューを作成する
- 上記の治療に抵抗する場合には、経口血糖降下薬あるいはインスリンを使用する

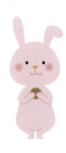

推定エネルギー必要量（kcal/日）

年齢	男性 身体活動レベル Ⅰ	男性 身体活動レベル Ⅱ	男性 身体活動レベル Ⅲ	女性 身体活動レベル Ⅰ	女性 身体活動レベル Ⅱ	女性 身体活動レベル Ⅲ
0〜5（月）	—	550	—	—	500	—
6〜8（月）	—	650	—	—	600	—
9〜11（月）	—	700	—	—	650	—
1〜2（歳）	—	950	—	—	900	—
3〜5（歳）	—	1,300	—	—	1,250	—
6〜7（歳）	1,350	1,550	1,750	1,250	1,450	1,650
8〜9（歳）	1,600	1,850	2,100	1,500	1,700	1,900
10〜11（歳）	1,950	2,250	2,500	1,850	2,100	2,350
12〜14（歳）	2,300	2,600	2,900	2,150	2,400	2,700
15〜17（歳）	2,500	2,850	3,150	2,050	2,300	2,550
18〜29（歳）	2,300	2,650	3,050	1,650	1,950	2,200

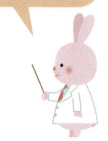

身体活動レベルは、Ⅰ：低い、Ⅱ：ふつう、Ⅲ：高いの3つのレベルです。

〔厚生労働省．日本人の食事摂取基準（2015年版）より改変〕

❸栄養指導のポイント・コツ

　食事に関しては、栄養指導実施時に糖尿病のこどもやその保護者に対して、食事内容・食習慣・身体活動や生活について聞き取りをし、問題点に応じて改善点を説明します。食事・運動療法を開始すると、大半は1〜3カ月以内に肥満と耐糖能障害が改善します。そして、外来での長期管理下においても、約80％の患者さんは食事・運動療法のみで血糖コントロールが可能となります。経過中に経口血糖降下薬やインスリン治療が必要になる場合もまれにありますが、非肥満で、経時的にインスリン分泌が低下する患者さんに限られます。

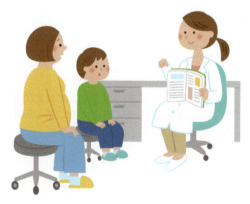

▶食事療法のきほん

　現代のこどもたちの食生活の問題点として、糖分を多く含んだ甘い食品・スナック菓子・清涼飲料水の摂取が増え、栄養構成として動物性たんぱく質・脂肪の割合が増加していることがあげられます。そして、これらの要因として、インスタント食品・ファーストフードの拡大と、テレビを見たり、ゲームをしながらの食事や、一家団欒で食事をする習慣の破綻があげられます。また、偏食のあるこどもについては、その親もまた偏食である場合が多くみられます。

　このような食生活を変えるためには、こどもだけでなく家族全員の食習慣に対する意識改革が必要です。ただ単に食生活の悪い所を指摘するだけでなく、長期にわたって続けられるように説明します。現代では働いている両親も多く、食事作りに時間をかけられない場合や外食・中食（調理された食品を購入して家庭内で食べる）も家庭に浸透しつつあるなかで、どのように調整していくかを指導します。

　食に関する情報が社会に氾濫している今日では、時に誤った知識を正しいこととして認識してしまうケースがあります。したがって、食に関する知識と食を選択する力を習得し、健全な食生活を実践することができる人間を育てるという理念に基づき、情報に操作されないように見極められるように説明する必要があります。

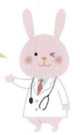

治療指針に加え、2型糖尿病の食事療法で大切なことは、今までの誤った食生活を改めて健康的な食生活をおくることです。

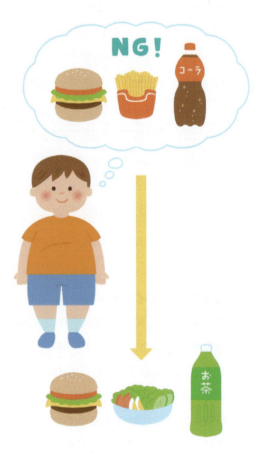

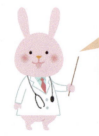

昔から続いている日本の伝統と地域文化などの特徴ある食生活や様式が、忘れ去られつつある近年では、古き善き内容について見直しながら、未来あるこどもたちに継承していくことも必要ですね。

▶ **実際の栄養指導**

　こどもの2型糖尿病における管理の基本は、食事・運動療法であることが明らかになっていますが、適切な食事・運動管理を長期に継続することには困難を伴います。肥満以外ほとんど無症状のうちに発見される2型糖尿病のこどもに対し、自己管理の重要性を理解させ、食事療法を継続させるための動機付けは、特に初期教育が重要となります。実際の栄養指導では、食事摂取量・時間・内容・食べる速度や、間食やし好品についてなど食事に関する具体的な状況について、聞き取り調査をします。

栄養指導での聞き取りのポイント

食事について確認しよう

- 食事摂取量はどれくらいか（過食、大食はあるかどうか）
- 食事時間は（夜食の習慣はあるか・食事時間は不規則か）
- 食事の速度は（早食いか）
- 食事内容はどうか
- 三大栄養素のバランスはとれているか
- 1食の中に野菜が必ずあるか
- 味付けは濃くないか
- 偏食があるか
- 欠食はないか（特に朝食）
- 給食（摂取状況・おかわりの有無）
- 外食の頻度と内容
- 間食の内容と量や回数
- 糖分を含む清涼飲料水をよく飲むか
- おやつ（買い置きの有無・患児自身の購入の有無）

生活・運動について確認しよう

- 家族歴の有無
- 生活のリズム（1日のタイムスケジュール：起床〜就寝まで）
- 学習塾やおけいこ事の状況
- 運動の習慣はあるか（部活動やスポーツクラブの所属など）
- 家庭内での活動状況
（お手伝いをするか・ゴロゴロ寝てばかりいないか）

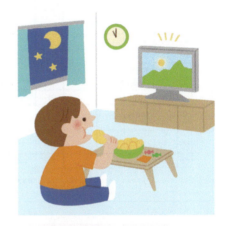

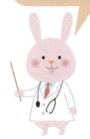

食事については血糖値コントロールとの関連を、生活・運動については食事療法とのかかわりについて説明します。

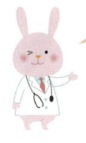

主治医からの指示エネルギーを基に、管理栄養士が「食品構成表」を作成します。
『糖尿病食事療法のための食品交換表』を使用し、栄養バランスの良い食事について栄養素のはたらきを含めて、患者さんと家族に説明します。

食品構成表の一例

献立作成時の具体的目標

氏名 ○○○○ 様

1800 キロカロリー（22.5 単位）の食事

食品構成表

交換表	単位	食品	目方（グラム）	めやす	蛋白質（グラム）	脂質（グラム）	炭水化物（グラム）
表1	11	めし パン 麺			22		198
表2	1	果物			1		19
表3	4	魚介類 肉類 卵 豆腐			32	20	4
表4	1.7	牛乳			7	7	12
表5	2.5	油脂類				23	
表6		野菜類 きのこ 海草類			4	1	14
調味料	0.3	みそ汁用みそ			1	1	4
	0.2	調味用砂糖					4
おやつ	1				2		18
合計	22.7				69	52	273

日本大学病院

食品分類表

日本糖尿病学会，1965．一部改正，1993, 2013

1単位（80kcal）あたりの栄養素の平均含有量

食品の分類	食品の種類	炭水化物(g)	たんぱく質(g)	脂質(g)
\[炭水化物を多く含む食品（I群）\]				
表1	●穀物　●いも ●炭水化物の多い野菜と種実 ●豆（大豆を除く）	18	2	0
表2	●くだもの	19	1	0
\[たんぱく質を多く含む食品（II群）\]				
表3	●魚介 ●大豆とその製品 ●卵、チーズ　●肉	1	8	5
表4	●牛乳と乳製品（チーズを除く）	7	4	4
\[脂質を多く含む食品（III群）\]				
表5	●油脂 ●脂質の多い種実 ●多脂性食品	0	0	9
\[ビタミン、ミネラルを多く含む食品（IV群）\]				
表6	●野菜（炭水化物の多い一部の野菜を除く） ●海藻　●きのこ　●こんにゃく	14	4	1
調味料	●みそ、みりん、砂糖など	12	3	2

炭水化物を多く含む食品（I群）

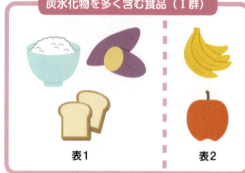

表1　　　　表2

たんぱく質を多く含む食品（II群）

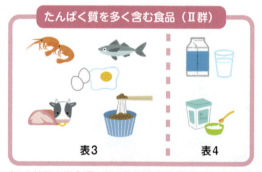

表3　　　　表4

脂質を多く含む食品（III群）

表5

ビタミン、ミネラルを多く含む食品（IV群）

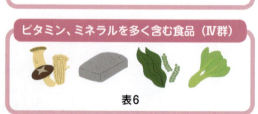

表6

（日本糖尿病学会編・著：糖尿病食事療法のための食品交換表 第7版，12，13頁，日本糖尿病協会・文光堂，2013より引用）

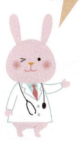

実際にどのように指導するのか？説明します。

- 13歳の男児
- 学校検尿で尿糖陽性を指摘されたが、その数カ月前から頻尿の症状があり、体重も84kgから70kg台に減少した
- 入院し精密検査の結果2型糖尿病と診断された
- 入院時：身長164cm、体重77.5kg、肥満度41％、空腹時血糖234mg/dL、HbA1c 9.2％
- 入院中は肥満傾向があったため、推定摂取エネルギーの約70％である1,900kcalの食事療法と摂取エネルギーの10％に相当する運動療法を開始した

入院前の食行動についての調査

1日の摂取内容から算出した摂取エネルギーは、朝昼夕の食事で約1,688kcal、清涼飲料水で約800kcal、合計約2,488kcal。
1日の摂取量は13歳男児の推定必要エネルギーよりも少ないものの偏食傾向がみられ、朝食は欠食することが多く、水分として清涼飲料水を大量に摂取していたなどの問題点がみられました。

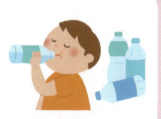

第1回目の栄養指導：入院2日目

食事療法の有用性について説明し、『糖尿病食事療法のための食品交換表』を用い、指示エネルギー1,900kcalで退院後も自宅で食事療法を行えるように指導しました。入院以前の食習慣で改善すべき点（朝食を食べること、栄養バランスのよい食事をすること、水分の摂取は糖分含有のないお茶や水にすることなど）を説明しました。
1日の運動については、運動部休部後は室内でテレビゲームをするなど活動量が減少傾向にあったため、楽しみながら継続できる運動の説明を行いました。

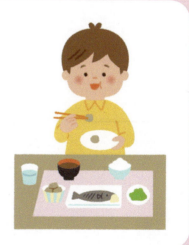

入院4日目：血糖値が110〜128mg/dLとなり、血糖コントロールは改善傾向

入院11日目：2日間試験外泊し、その間の血糖値は94〜106mg/dLと良好

第2回目の栄養指導：入院2日目

外泊時の摂取内容について検証しました。
朝食は食べていましたが、内容は「お茶漬け」「そば」のみで改善の必要があり、母親と本人は改善が必要であると感じながらも実行に移せないようであったため、食事療法の復習と外食時の注意点などを補足しました。

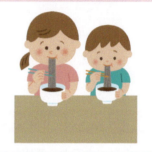

退院：入院14日目

血糖値107mg/dL、HbA1c 8.8％で、血糖コントロールも良好なため、退院後も食事療法と運動療法で経過をみることになりました。

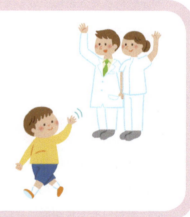

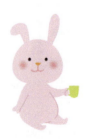

2 運動とうまくつきあう

運動をすると、インスリン感受性の増加、心肺機能の向上、血糖コントロールの向上などさまざまな効果があります。ここでは、運動の効果についてお話しします。

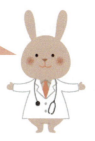

❶ どうして運動は大切なの？

▶最近のライフスタイルの変化

近年の日本の生活はますます便利になり、日常生活や遊びのなかでからだを動かす機会が減ってきました。外遊びをしようとしても、こどもが安心して遊べる場所がないこともあります。また、「よく運動をする」こどもと「ほとんど運動をしない」こどもの二極化がみられるようになり、特に肥満のこどもは運動時間が短い傾向があります。こどもの2型糖尿病の増加には、このような背景がありますので、運動療法は、本人だけではなく家族や学校、地域社会のなかで考えていかなければなりません。

> **運動療法って？**
> 肥満や生活習慣病（2型糖尿病など）などの病気の治療または予防目的で、運動の有効な面を活用することを「運動療法」といいます。運動の意義や理論を理解して段階的に運動を生活に取り入れることが重要です。

肥満・痩身別に見た1週間の総運動時間

■0分　■1分以上60分未満　■60分以上420分未満　■420分以上

小学校男子
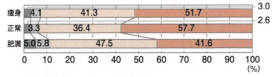

小学校女子
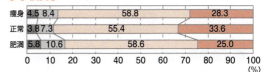

中学校男子
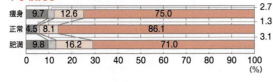

中学校女子
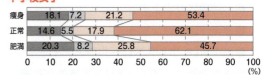

（スポーツ庁平成28年度全国体力・運動能力、運動習慣等調査より引用）

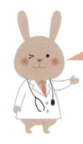

肥満のこどもの「1週間の総運動時間が0」の割合は、小学校男女で約5〜6％、中学校男子で約10％、中学校女子で約20％にもなります。

▶運動にはどんな効果があるの？

運動にはさまざまな効果があり、運動療法は2型糖尿病治療の基本となります。日本人小児期発症2型糖尿病の約70〜80％の人に肥満があり、運動をするとエネルギー消費が増加して肥満が解消します。さらに、心肺機能が向上して日常生活での活動の幅を広げ、肥満→活動の低下→肥満といった悪循環を解消します。また、筋肉の収縮はインスリンの感受性を高め、筋肉量の増加は体力向上にもつながります。血中HDLコレステロール（善玉コレステロール）の増加やインスリン感受性の向上、高血圧の改善などの効果もみとめます。

こどもたちにとっては、運動が及ぼす心理面の効果も重要です。運動習慣のある健康的な生活習慣に変わることで、劣等感や無力感を克服するきっかけが与えられ、自尊心が育まれるなど発達へのよい影響もみられます。運動の習慣ができると良好な気分がもてるようになり、抑うつ傾向が少なくなるとされています。

2型糖尿病と運動の関係は？

これまでの研究で、運動が2型糖尿病の発症を抑えることもわかってきました。少なくとも週1回以上運動する人は、2型糖尿病にかかる率が約30％も低下するといわれています。すでに2型糖尿病の治療中であっても、運動は良好な血糖コントロールを維持するのに必要となります。

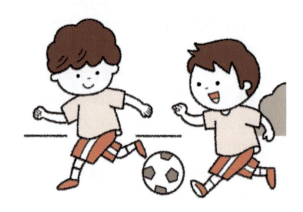

こどもの運動療法の意義

- 減量効果がある
- 筋肉量が維持できる、あるいは増加する
- 心肺機能が向上する
- 基礎代謝が増加する
- 血中HDLコレステロールやアディポネクチンが増加する
- 慢性効果としてインスリン抵抗性が改善する
- 急性効果として血糖が低下する
- 運動能力が向上する
- 感情・気分がポジティブになり、抑うつ傾向が減少する
- 社会性を身につけられる

（日本糖尿病学会・日本小児内分泌学会編・著．小児・思春期糖尿病コンセンサスガイドライン．東京，南江堂，2015，191より一部改変）

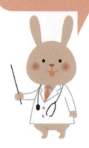

アディポネクチンは脂肪細胞が分泌する善玉の因子で、動脈硬化の抑制やインスリン感受性増強などの作用があります。内臓脂肪（腹部の脂肪）が増加すると、アディポネクチンの分泌が低下します。

▶**代謝への効果はどんなものがあるの？**

　摂取エネルギー量よりも消費エネルギー量が少ないと、肥満となります。消費エネルギー量は、おもに身体活動によって決まります。肥満がある２型糖尿病の患者さんが摂取エネルギー制限と運動療法を継続すると、体重の減少とともにインスリン感受性の改善が認められます。このときのインスリン感受性の改善度は、減量の程度よりも運動量によるとされています。適切な運動を継続すれば、筋肉量が減少することなくインスリン感受性を高めることができます。また、食事療法のみよりも運動療法を併用したほうが、インスリン感受性や血糖コントロールがよくなります。

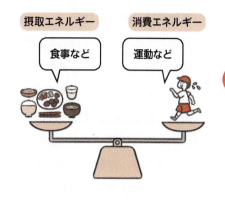

▶**おとなになっても運動を続けるには？**

　２型糖尿病のこどもたちは、おとなになっても運動を継続することが大切です。文部科学省の平成26年度全国体力・運動能力、運動習慣等調査で、「運動やスポーツをすることが好きか」について、「ややきらい」「きらい」と回答したこどもにその理由をたずねたところ、「小学校入学前からからだを動かすことが苦手だったから」との理由が男子50.0％、女子59.9％と最も高くなっていました。男女ともに、幼少期の運動経験や好き・嫌いがその後の運動習慣や体力・運動能力に大きな影響を与えていることがうかがえます。また、「幼少期にいろいろな内容のからだを動かす遊びを行っていた」「家の人から運動をすすめられた」こどもは、小・中学校を卒業後に運動する意欲が高い傾向にありました。こどもたちが生涯にわたって運動に親しめるように、からだを動かす経験ができる環境を整え、家族の協力体制を引き出すことも大切だと考えられます。

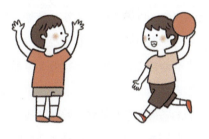

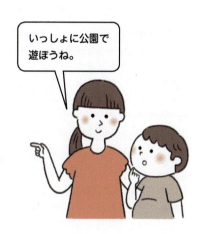

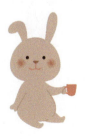

❷ 運動のポイント・コツ

▶運動をはじめるには？

　肥満をともなって発症した2型糖尿病の患者さんが、運動を実行し継続していくことは容易ではありません。一般に、肥満が高度になるほど、からだを動かすことに対して否定的な感情をもっている場合が多いです。運動が苦手なこどもに、はじめから強い運動をすすめても実際に行うことは難しいため、無理のない運動から始めて徐々に運動の習慣をつけていくことが大切です。最終的には、摂取エネルギーの5～10%程度を消費する運動を行うのが望ましいです。

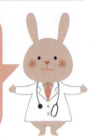

まずは日常生活のなかで運動する機会を増やし、徐々に運動量を上げていきます。

▶どんな運動がいいの？

　けがを防ぐためにも運動前後のウォーミングアップ、クールダウンは必ず行います。運動の種類は有酸素運動（心拍数120～130／分）が基本となります。運動の強度は、主観的にややきついと感じる程度を意識するとよいです。こどもは飽きやすいため、鬼ごっこやボール遊びなどゲーム的な要素のある運動をたくさん経験することも大切です。その際、大きな筋肉を繰り返し使うような動きが望ましいです。運動が楽しいと感じられ、体重が減少していくと、さらに運動療法の意欲が高まります。このときのレジスタンス運動＊は筋肉量の維持や増加という点で有効です。

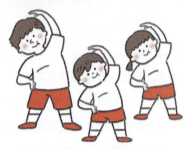

レジスタンス運動って？

　筋肉に抵抗（レジスタンス）をかける動作を繰り返す運動を、「レジスタンス運動」といいます。

肥満のこどもにとって好ましい運動

種類	重力方向への大きな力がかからず、酸素を十分に取り入れることのできる有酸素運動（ウォーキング、軽いジョギング、水泳、ドッジボール、鬼ごっこ、自転車こぎ、体操）
	筋肉を維持・増大するための軽いレジスタンス運動＊（腹筋運動、背筋運動、腕立て、スクワット、ダンベル体操など）
	こどもの嗜好にあったもの（ゲーム性）
強度	ややきついと感じる程度（心拍数で平均120～130／分）の強さ、ほんのり汗をかく程度でよい
時間	脂質代謝亢進のため少なくとも1日20～30分、続けて行うのが望ましいが、できない場合は断続的でも構わない。摂取カロリーの5～10%程度の消費を目標に
頻度	週最低2～3回、できれば毎日、運動の習慣化ができるように
期間	2～3カ月の継続が運動効果の発現の目安

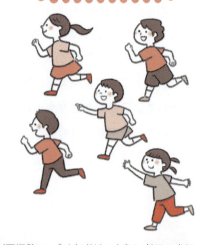

（冨樫健二．"メタボリックシンドロームに対する運動療法"．小児科臨床ピクシス6　小児メタボリックシンドローム．五十嵐隆総編集．大関武彦専門編集．東京，中山書店，2009，166-9より改変）

▶年齢や肥満度に合わせた運動を！

小学校低学年では、厳密な運動療法よりも外遊びをうながすなど日常の身体活動を増やすことが中心になります。1日あたり外遊びを10～15分程度増やすことから始め、最終的には1日あたり合計60分程度を目標とします。肥満が高度で運動に慣れていないこどもでは、まず食事療法である程度体重を落とし、運動の最初はストレッチや柔軟などを入念に行い、徐々に運動の強さを上げていきます。高学年のこどもには、自分の健康状態を考えさせて、運動を行うと将来どのような良いことがあるかを理解させます。

▶日常生活でこころがける

運動療法は何か運動をすれば完結するものではなく、むしろ日常生活をいかに活動的にすごすかが重要です。エレベーターやエスカレーターを避けて階段を利用する、目的地が近ければ自動車を利用せず歩く、学校の休み時間にはからだを動かす遊びをする、家庭ではこどもでもできる家事の手伝いや身の回りのことをしてゴロゴロしない、家で横になるのは布団やベッドの上で眠るときのみとする。また、夏休みや冬休みなど長期休暇は学校の通学や体育がなくなり身体活動が減りがちになるので、家庭での活動を考えておく必要があります。

メディカルチェックって？

安全に運動を行うためには、メディカルチェックを受ける必要があります。肥満が高度なときは、下肢に関節疾患がないかも確認します。まれに重度の高血圧、狭心症、心筋梗塞、糖尿病自律神経障害、腎症、増殖性網膜症などの合併症がある場合は、過度な運動は行わず、それぞれの状態に合った運動をします。

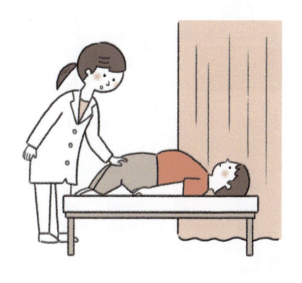

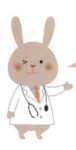

このような活動の総和として原則的には毎日60分以上からだを動かし、摂取エネルギー量の5～10％程度を運動で消費するようにします。運動が苦手なこどもでは、運動の強さと時間を低いレベルから始めて徐々に増やしていきます。

テレビ、ゲーム、携帯電話やスマートフォンのいずれかの使用が長時間のこどもは体力が低い傾向があります。長いスクリーンタイム（テレビやゲームなど）を避けることも重要です。

⚠ 注意

低血糖：2型糖尿病の患者さんが、運動中に低血糖をおこすことはまれです。しかし、糖尿病治療薬の飲み薬（経口血糖降下薬）やインスリン注射を行っているときは、薬の作用時間、運動の持続時間と強度を考慮して、あらかじめ補食をとるか、薬を減量して運動中の低血糖を予防します。低血糖の心配による補食のとりすぎや、不必要な運動制限を行う必要はありません。

高血糖：高血糖状態で運動を行うと、インスリン欠乏の結果として血糖値がさらに上昇することがあります。また、尿中ケトン体の検出や、血中ケトン体の上昇があるなど、血糖コントロールが悪いときは、運動を中止します。発熱があるときや倦怠感が強いときは、無理に運動をしないようにしましょう。

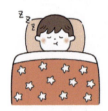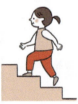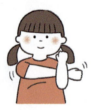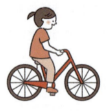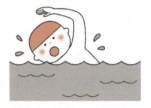

30分間活動時の体重別エネルギー消費量（kcal）

		kcal/kg/分	20	25	30	35	40	45	50	55	60	65
日常生活	睡眠	0.0170	10	13	15	18	20	23	26	28	31	33
	食事	0.0269	16	20	24	28	32	36	40	44	48	52
	散歩	0.0464	28	35	42	49	56	63	70	77	84	90
	階段（昇る）	0.1349	81	101	121	142	162	182	202	223	243	263
	階段（降りる）	0.0658	39	49	59	69	79	89	99	109	118	128
	自転車（普通）	0.0658	39	49	59	69	79	89	99	109	118	128
	入浴	0.0606	36	45	55	64	73	82	91	100	109	118
運動種目	歩行（70m/分）	0.0623	37	47	56	65	75	84	93	103	112	121
	歩行（80m/分）	0.0747	45	56	67	78	90	101	112	123	134	146
	軽いジョギング	0.1384	83	104	125	145	166	187	208	228	249	270
	強いジョギング	0.1561	94	117	140	164	187	211	234	258	281	304
	軽い体操	0.0552	33	41	50	58	66	75	83	91	99	108
	自転車（平地10km/時）	0.0800	48	60	72	84	96	108	120	132	144	156
	水泳（クロール）	0.3738	224	280	336	392	449	505	561	617	673	729
	水泳（平泳ぎ）	0.1968	118	148	177	207	236	266	295	325	354	384

体重（kg）

（日本糖尿病学会・日本小児内分泌学会編・著．小児・思春期糖尿病コンセンサスガイドライン．東京，南江堂，2015，195より一部改変）

4章 生活のなかで注意したいこと

低血糖や合併症など、自分のからだについてしっかりと知って、上手に糖尿病とつきあっていきましょう。

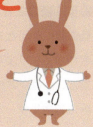

1 低血糖のときはどうすればいいの？

❶低血糖はどうしておこるの？

　低血糖は、1型糖尿病でも2型糖尿病でもおこります。血糖を下げる薬（インスリン、スルホニル尿素薬）と食事の摂取量、摂取するタイミング、運動量のバランスがくずれることが原因となります。食事の摂取量が普段より少なかったり、食事を摂取するタイミングが遅くなったとき、また運動量が多かったり、血糖を下げる薬の投与量が多かった場合に低血糖がおこります。

低血糖の定義って？

　血糖値がいくつになったら低血糖という決まりはありません。日常の管理では70mg/dL以下になれば低血糖として、治療を行うことが多いです。また、70mg/dL以下でなくても、急激に血糖値が低下した場合にも低血糖の症状が出現することがあります。

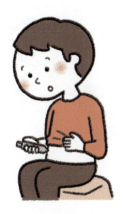
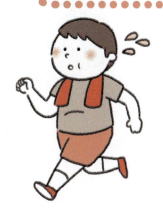

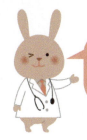

インスリンの過量投与や予定外の運動で低血糖が生じます。

❷低血糖のときはどんな症状があるの？

　低血糖になると血糖値を上げるホルモンが分泌されます。そのホルモンにより交感神経のはたらきが強くなります。交感神経のはたらきが強くなると、ふるえや動悸などの症状がおこります。

　また、脳はブドウ糖をエネルギー源にしてはたらいているので、体内のブドウ糖が少なくなると脳にエネルギーがいかなくなり、脳のはたらきが低下します。脳のはたらきが低下すると注意力が低下したり、さらに低血糖が進むと意識障害などの症状がおこります。

交感神経による症状

- ふるえ
- 動悸
- 冷や汗
- 顔色不良

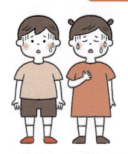
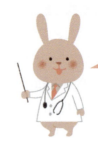

夜に怖い夢をみて目が覚めたりすることもあります。

脳の糖分不足の症状

- 注意力の低下
- 視力障害
- 色覚異常
- 難聴
- 舌足らず
- 正確な判断ができない
- 記憶障害
- めまい
- けいれん
- 意識障害

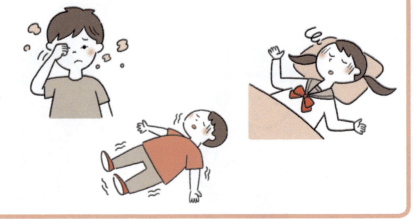

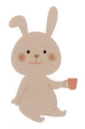

❸低血糖のときはどうすればいいの？

口から食べたり飲んだりできるときには、口からグルコース錠やジュースを摂取します。摂取した10〜15分後に再度血糖を測定します。まだ血糖値が低いようであれば再度ブドウ糖を摂取し、10〜15分後に血糖を再検します。血糖値の目標は100mg/dL以上です。

意識がなく口から物を摂取できない場合には、周囲にいる人がグルカゴン注射を行います。医療機関にいるときにはブドウ糖が入った液の点滴を行います。意識がない状態で口の中にブドウ糖を入れるのは誤嚥の危険があるので、緊急事態以外では行わないようにしましょう。

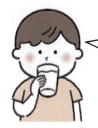

グルコース錠やジュースは吸収が早いので血糖はすぐに上昇するため、低血糖時の治療として用いることができる

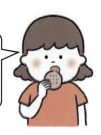

ビスケットやスナック菓子はゆっくり吸収されるので、低血糖の予防をすることができる

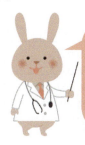

このような対応を行うには、教諭や保育士などの周囲の人に、糖尿病であることや、低血糖時の対応について伝えておくことが大切です。また、いつでも利用できるようにブドウ糖を常備しておきましょう。

グルカゴン注射

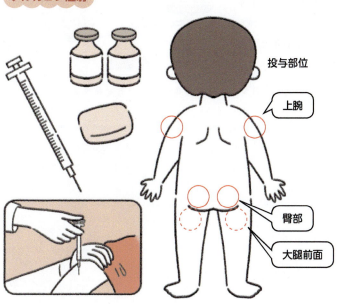

投与部位
- 上腕
- 臀部
- 大腿前面

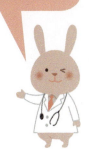

グルカゴンの投与量は12歳未満は0.5mg、12歳以上は1.0mgです。
投与方法は皮下注（皮膚の内側に投与）もしくは筋注（筋肉に投与）です。

❹低血糖を予防するにはどうすればいいの？

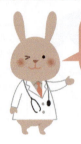

予定外の運動の前や宿泊などの普段とはちがった生活リズムになるときは、普段より頻回に血糖を測定するようにしましょう。

　運動に関する低血糖では、運動中や運動直後だけでなく運動した8〜12時間後にもおこる場合があるので注意が必要です。インスリンの投与量を減らしたり、補食をして低血糖を予防します。乳幼児では低血糖の症状がわかりにくいため、食事の前など血糖が低くなりそうなときには血糖自己測定（SMBG）を行うことが大切です。

ホルモンのはたらきと血糖の関係って❓

　人のからだには、血糖値を上げるホルモンと血糖値を下げるホルモンがあります。血糖値を上げるホルモンはグルカゴン、カテコールアミン、コルチゾール、成長ホルモンというようにたくさんありますが、血糖値を下げるホルモンはインスリンだけしかありません。人のからだは血糖のバランスを整えようとするので、血糖値が低いときには血糖値を上げるホルモンを分泌しますし、血糖値が高いときには血糖値を下げるホルモンを分泌して血糖値を下げようとします。そのため、低血糖をおこした後には、血糖値を上げるホルモンのはたらきにより高血糖に傾きます。

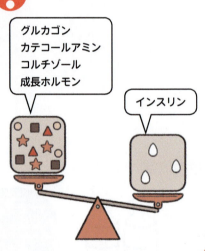

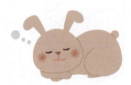

2 ほかの病気になったときはどうしたらいいの？

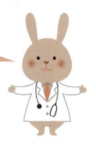

糖尿病患者さんがかぜをひく（感染症などにかかる）などで体調が悪いときのことを、シックデイといいます。このような呼び方があるのは、とても注意が必要な状態だからです。

❶ シックデイってどんな状態？

　シックデイでは、インスリン拮抗ホルモンの上昇や食事摂取量の変化などにより、血糖値が乱れやすく、特別な対応が必要です。

　シックデイでは、糖尿病性ケトアシドーシス（DKA）、脱水症、制御困難な高血糖、低血糖の可能性があります。特に、嘔吐を認める場合は、DKAの有無を考慮しなければなりません。こどもは感染症にかかる頻度がおとなより高いため、明確なシックデイの対応を患者さんにも家族にも理解してもらう必要があります。

▶シックデイの病態

　一般に、シックデイでは、コルチゾールをはじめとするストレスホルモンに加え、カテコラミンがたくさん分泌されるようになります。コルチゾールは、そのインスリンのはたらきを打ち消す作用（拮抗作用）と肝臓での糖をつくるはたらき（糖新生）を強めることにより、糖尿病ではいずれも血糖上昇につながります。

　一方、シックデイでは、食欲不振・嘔吐・下痢に伴い所定の食事エネルギー量が摂取できないことによる低血糖が発生します。嘔吐や下痢が続くと、脱水や電解質異常を招きます。

DKAでは、のどのかわき、たくさんの水分をとるなどの高血糖症状と、疲れやすさ、吐き気、嘔吐、腹痛、意識障害から昏睡などの症状があります (p.70)。

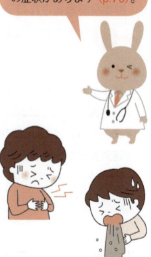

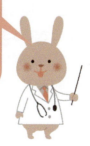

1型2型ともに、食事がとれない場合や脱水症・高血糖の持続のときには、病院に行きましょう。輸液が必要な場合があります。

シックデイでの医療機関受診の目安

- 急性疾患の症状（発熱・嘔吐・下痢・疼痛など）が強く、改善がないとき
- 食事摂取が困難なとき
- 脱水症状の強いとき
- 意識レベルの低下があるとき
- SMBG値の高値（＞350mg/dL）が続くとき

❷シックデイの食事摂取

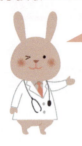

シックデイで食事がとれない場合には、十分な対策が必要です。

　シックデイで食事がとれない場合、食事摂取の低下に発熱・嘔吐・下痢が加わり、脱水症となります。脱水症は糖尿病患者さんにとって危険な病態です。また、糖質の摂取・利用不足により脂肪分解が進み、大量の遊離脂肪酸が生じ、肝臓でケトン体が産生されケトーシスをひきおこします。ケトーシスは食欲不振や消化器症状を増悪させます。

　これらの負の連鎖の基本病態は、インスリン作用不足にあります。したがって、たとえシックデイで食事摂取が十分でなくても、特に1型糖尿病患者さんでは、インスリンを中断しないで継続して注射するのが原則となります。むしろインスリンの増量を必要とすることが多いとされています。

▶1型糖尿病患者さんのシックデイ

1型糖尿病患者さんのシックデイでの対処

①インスリン注射を決して中断しない
②脱水症と低血糖を防止する
③血糖自己測定（SMBG）を頻回に行う
④血中ケトン体※または尿中ケトン体のモニター
⑤速効性または超速効性インスリンを追加投与する

※簡易ケトン体測定器により、ケトン体の主分画である3ヒドロキシ酪酸（3OHB）を測定する。

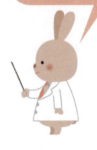

1型糖尿病患者さんのシックデイでの対処は、DKAの防止を目的としています。

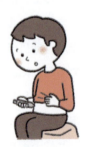

▶2型糖尿病患者さんのシックデイ

　多くの2型糖尿病患者さんは経口糖尿病薬を服用しているため、食事摂取量が不良のときは、薬効の異なる薬剤別に対応する必要があります。そして、インスリン治療中でない患者さんでも、高血糖が続くシックデイには、インスリン投与が必要になることがあります。

　インスリン治療中の患者さんの場合は、経口摂取ができないときでもSMBG値が高値であれば食前インスリンは実施しますが、注射量は1/2を目安とします。食事が半分以上摂取できる場合は通常量を摂取します。基礎インスリンはSMBGの朝食前値の高低に応じて、110〜150mg/dLを目標に通常より2〜4単位を増減します。

シックデイの追加インスリン投与ガイドライン

ケトン体		血糖値				
3OHB	尿中ケトン体	＜100mg/dL	100〜180mg/dL	180〜250mg/dL	250〜400mg/dL	＞400mg/dL
＜0.6	−、±	・インスリン追加投与はしない ・血糖値が70mg/dL未満であれば、少量のグルカゴン投与を検討する	・特別な対応は不要	・血糖値が上昇している場合は、次の食事時のインスリン量増やす	・TDD※の5％または0.05単位/kgの投与	・TDDの10％または0.1単位/kgの投与 ・必要に応じて再投与
		・2時間後に血糖とケトン体を再検				
0.6〜0.9	±〜1＋	・糖質と水分の補給が必要	・糖質と水分の補給が必要	・TDDの5％または0.05単位/kgの投与 ・血糖上昇時には再投与	・TDDの5〜10％または0.05〜0.1単位/kgの投与	・TDDの10％または0.1単位/kgの投与 ・必要に応じて再投与
1.0〜1.4	1＋〜2＋	・糖質と水分の補給が必要	・糖質と水分の補給が必要 ・通常量のインスリン投与	・糖質と水分の補給が必要 ・TDDの5％または0.05単位/kgの投与 ・血糖上昇時には再投与	・TDDの5〜10％または0.05〜0.1単位/kgの投与	・TDDの10％または0.1単位/kgの投与 ・必要に応じて再投与
1.5〜2.9	2＋〜3＋	・血糖とケトン体の再検 ・追加の糖質と水分の補給が必要	・追加の糖質と水分の補給が必要 ・TDDの5％または0.05単位/kgの投与 ・血糖上昇時には再投与	・糖質と水分の補給が必要 ・TDDの10％または0.1単位/kgの投与 ・血糖上昇時には再投与	・TDDの10〜20％または0.1単位/kgの投与 ・2時間後にケトン体が減少していなければ、再投与	
		・経口摂取が不可能なら、ブドウ糖の点滴を検討する ・経口摂取が不可能なら、ケトアシドーシスのリスクがある				
≧3.0	3＋以上	・血糖とケトン体の再検 ・追加の糖質と水分の補給が必要	・追加の糖質と水分の補給が必要 ・TDDの5％または0.05単位/kgの投与 ・血糖上昇時には再投与	・糖質と水分の補給が必要 ・TDDの10％または0.1単位/kgの投与 ・血糖上昇時には再投与	・TDDの10〜20％または0.1単位/kgの投与 ・2時間後にケトン体が減少していなければ、再投与	
		・血中ケトン体3.0mmol/L以上は、ただちにケトアシドーシスに陥る可能性がある。インスリンを速やかに投与し、受診を検討する				

※TDD；total daily dose（1日のインスリン必要量）

（ISPAD 2014ガイドラインより改変）

3　糖尿病の合併症について知っておこう

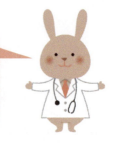

> 糖尿病は血糖コントロールがよければ通常、合併症なく生涯を終えることができますが、コントロールが悪い場合は20歳をすぎたころから慢性合併症を認めるようになります。この慢性合併症を予防し、進行を遅らせることが糖尿病の治療の目標です。

　糖尿病の合併症は、大きく急性と慢性に分かれます。糖尿病の症状には低血糖や高血糖など症状が自覚しやすいものもありますが、血糖のコントロールが悪いまま放置して数年〜10年以上経過し、その後、慢性合併症と診断されたときにはすでに手遅れになっているということもめずらしくありません。

　重症なほど改善は難しく、生命的予後にもかかわってきます。日頃から血糖管理を十分に行い、定期的に慢性合併症に関する検査を受けることが大切です。

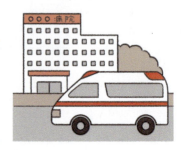

❶急性合併症

　急性合併症には、糖尿病性ケトアシドーシス（DKA）と低血糖発作があります。

▶DKA

　DKAは、**インスリン不足＋拮抗ホルモン**（血糖値を上げるホルモン：グルカゴン、カテコラミン、成長ホルモンなど）が過剰の状態です。高血糖、ケトーシス、アシドーシス、脱水がみられます。

　糖尿病症状がみられてから無治療で経過すると、急速に代謝状態が変化してDKAに進行します。そして、DKAに対して適切な治療が行われないと、意識障害、昏睡が出現し死に至ることもあります。死亡率は0.15（米国）〜0.43％（日本）です。死亡の原因の60〜90％は脳浮腫（脳がむくむこと）といわれています。

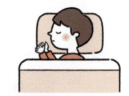

> **高血糖の症状**（p.18）
> ● のどがかわく、水分をよく飲む、尿量が多い
> ● 食欲がない、元気がない、疲れやすい
> ● 体重が減る

DKAの病態

インスリン不足とインスリン拮抗ホルモンの過剰により、さらに高血糖になる
↓
糖がエネルギーとして利用できないので、その代わりに脂肪がエネルギーとして利用される
↓
代謝産物であるケトン体が増加する（ケトーシス）
↓
からだが酸性（アシドーシス）に傾く

DKAの症状としては、乳幼児では、ミルクの飲みが悪い、嘔吐、発熱などがみられます。年長児では嘔吐、腹痛といった消化器症状があらわれるため、胃腸炎や虫垂炎と誤診されることも少なくありません。

DKAの治療

高血糖、アシドーシス、ケトーシスおよび脱水の改善
①点滴（生理食塩水）で脱水を改善
②ゆっくりとインスリン（少量持続を点滴で）と糖分を補充する。高い血糖を急に下げようとすると、脳浮腫（脳のむくみ）のリスクが高くなるので注意が必要
③症状と検査結果の改善があれば、食事とインスリン注射を開始する

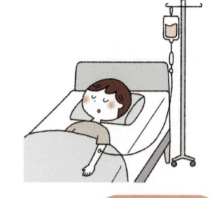

DKAが発症しやすい状況

①1型糖尿病の発症時
②インスリン不足：インスリンポンプのチューブのトラブルや器械の故障、インスリン注射の打ち忘れ
③2型糖尿病における清涼飲料水などによる糖分の過剰摂取
④薬剤性：ステロイド、抗がん薬（Lアスパラギナーゼ、タクロリムスなど）ほか

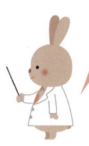

DKAは、このような場合に発症します。2型糖尿病でも治療を怠ったり暴飲暴食で高血糖が続くと、DKAを発症することがあります。

▶**低血糖**

　日常の管理で問題となるのは70mg/dL以下の低血糖です。しかし、血糖コントロールが普段から悪く高血糖状態が続いていると、たとえば血糖が200mg/dLから100mg/dLに下がっただけでも、低血糖症状がおこります。このように低血糖症とは、血糖値が急に下がったために症状が出現した状態です。

　低血糖になると、まず低血糖を是正しようとする副交感神経と交感神経による症状が出て、さらに低血糖が進行すると、脳のグルコース不足による症状があらわれます。

血糖値の低下と症状

血糖値（mg/dL）

血糖値	症状
60〜70	空腹感、あくび、気持ちが悪い
50	無気力、疲れやすい、思考低下
40	冷や汗、ドキドキ、ふるえ、顔色悪い
30	意識消失、異常行動
20	けいれん、昏睡
10	

低血糖の症状

神経症状	副交感神経症状	汗をかく、おなかがすく
	交感神経症状	手指がふるえる、脈が速い、顔色が悪い、動悸、不安
脳のグルコース不足の症状（重症低血糖）		頭痛、力が入らない、目が見えにくい、会話が減る、考えがゆっくりになる、めまい、意識がもうろうとする、昏睡、けいれん

低血糖の重症度と対応

重症度	臨床症状	対応方法	
Ⅰ 軽症	空腹感、あくび、ふるえる、冷や汗、イライラ、どきどきする、顔色が悪い、注意力低下	ジュース、ラムネ、ビスケット、クッキー	糖分の補給で改善
Ⅱ 中等症	頭痛、力が抜ける感じ、目が見えにくくなる、会話が少なくなる、意識混濁	グルコース、ジュース、ソフトドリンク この後に必ずビスケット、クッキーなどの炭水化物をとる	誰かの手助けが必要になるが、糖分の補給で改善
Ⅲ 重症	けいれん、意識がなくなる、昏睡	グルカゴン注射。意識が戻ったらジュース、グルコース、次いで炭水化物をとる	意識がないため口から自分で糖分がとれず、グルカゴン注射か、ブドウ糖の入った点滴が必要

　脳のグルコース不足の症状（重症低血糖）に進行したら、急いで治療を行う必要があります。意識がない状態で、無理に食べさせると、誤嚥のリスクがあり危険です。この場合はグルカゴン注射を行います（家族にあらかじめグルカゴン注射について、重症低血糖時に備えて説明し、常に自宅に保管してもらいます）。グルカゴン注射で速やかに血糖は上がりますが、その効果は持続しません。そのため、グルカゴン注射をした場合は意識が戻り次第、口から糖分を補給させ（補食）必ず病院を受診しましょう。

無自覚性低血糖って？

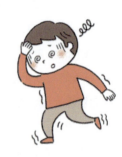

　副交感神経、交感神経のはたらきによる低血糖の症状が出ずに、自分では気づかないうちに重症低血糖となり意識を失ったり異常行動をとったりすることです。原因は、低血糖時のインスリン拮抗ホルモン（血糖を上げようとするホルモン）の反応が悪いためと考えられています。普段の血糖が低めの人や糖尿病神経障害を合併している人に多いといわれています。頻回に低血糖がおきる場合は、普段から推奨されている目標値より血糖をやや高めに維持します。2〜3カ月くらいで低血糖時のインスリン拮抗ホルモンの反応は元に戻ります。

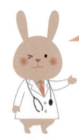

低血糖は、運動後やインスリンの打ちすぎ、食欲低下や嘔吐・下痢などのシックデイなどでおこりやすいです。なぜ、低血糖になったのかの理由を常に考えることにより、今後の低血糖の予防につながります。

❷慢性合併症

慢性合併症は、細小血管症と大血管症に分かれます。

高血糖状態が長期間続くと、血管障害をひきおこします。まず影響を受けるのは細小血管で、**三大合併症**として**網膜症**、**腎症**、**神経障害**が知られています。そして次に、動脈などの大きな血管が影響を受け（大血管症）、動脈硬化がおこり心筋梗塞や脳梗塞などの心血管病につながるといわれています。

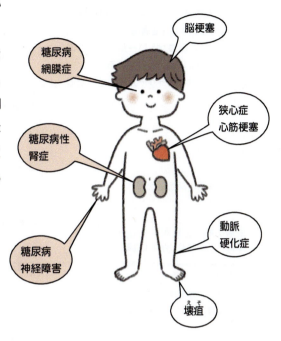

▶細小血管症

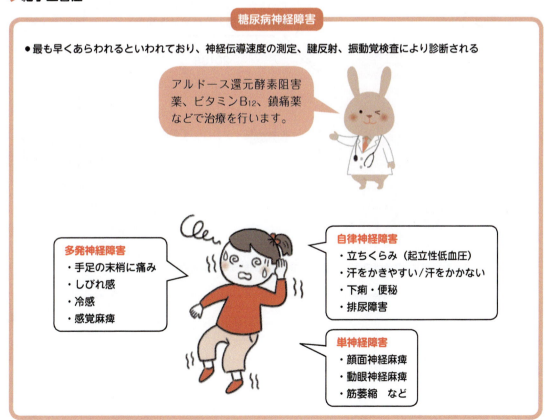

糖尿病網膜症

- 網膜症の危険因子としては、糖尿病になってからの年数（罹病期間）とHbA1cが関係し、血糖コントロールが良好なほど合併は少ないといわれている
- 硝子体手術などレーザー光凝固術で治療を行う

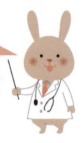

初期だけでなく、進行した段階でも自覚症状が出ないのが特徴であり、糖尿病の診断が確定または疑われた時点で眼科を受診し、定期的に眼科受診することが大切です。

糖尿病網膜症の病態

長期の高血糖状態
↓
網膜の細い血管や内皮細胞の障害、血のめぐりが悪くなる
↓
新しい血管ができる（血管新生）が、血液がもれやすい＝出血しやすい

Davis分類

単純網膜症	自覚症状：まったくない 毛細血管瘤、点状出血、硬性白斑
増殖前網膜症	自覚症状：まったくない 硬性白斑、細小血管異常
増殖網膜症	自覚症状：視力低下、ゆがみ、飛蚊視 硝子体出血、網膜剥離

失明の原因

糖尿病網膜症は、以前は失明原因の第1位だったが、治療の進歩により、2005年の調査以降は第2位（1位は緑内障）

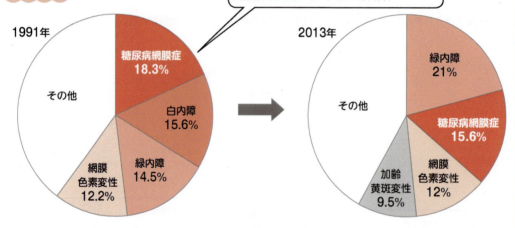

1991年
- その他
- 糖尿病網膜症 18.3%
- 白内障 15.6%
- 緑内障 14.5%
- 網膜色素変性 12.2%

2013年
- その他
- 緑内障 21%
- 糖尿病網膜症 15.6%
- 網膜色素変性 12%
- 加齢黄斑変性 9.5%

（厚生労働科学研究費補助金難治性疾患克服研究事業『網膜脈絡膜・神経萎縮症に関する調査研究』の当該各年の報告書より）

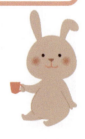

糖尿病性腎症

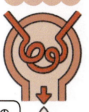
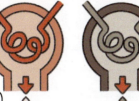

健康な糸球体／糖尿病性腎症の糸球体

老廃物のみ排泄される

尿

必要なたんぱく質も排泄されてしまう

糖尿病性腎症の病態

糖尿病になってから5～10年の経過で腎臓の濾過器官（血液から尿をつくる）である糸球体の細小血管が障害される

↓

たんぱく質（微量アルブミン）が尿中にもれて血中のたんぱく質が低下する

↓

浮腫や貧血、高血圧

↓

腎機能の障害（クレアチニン、尿素窒素の上昇）

↓

腎不全

- 糖尿病性腎症もほかの合併症と同じように糖尿病罹病期間とHbA1cと強く関係し、1998年より慢性糸球体腎炎を抜いて透析導入の原因1位となっている
- 高血圧を防ぐ（降圧薬）、食事療法（塩分・たんぱく質制限）などを行う
- 最終的には透析療法、腎移植を行う

▶大血管症

- 糖尿病による大血管症（太い血管の障害）は動脈硬化に由来する合併症（動脈硬化性病変）で、メタボリック症候群の要素（高血圧、脂質異常、肥満）によりおこる
- 脳梗塞（脳血管障害）、狭心症、心筋梗塞、閉塞動脈硬化症が四大症状

大血管症の治療

脳梗塞	血栓溶解療法、抗凝固療法、抗血小板療法、脳保護療法など
狭心症、心筋梗塞	カテーテル治療、冠動脈バイパス手術、血栓溶解療法など
末梢動脈疾患	薬物療法、運動療法、カテーテル治療、バイパス手術など

喫煙
高血圧
肥満
HbA1cが高い
LDLコレステロールが高い
HDLコレステロールが低い

大血管症のリスクに気をつけよう

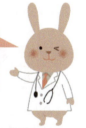

動脈硬化の予防とは、糖尿病の治療はもちろんのこと、生活習慣病を予防・治療することです。

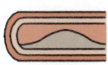
動脈硬化

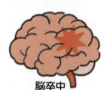
脳卒中

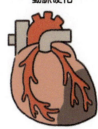
心筋梗塞　　壊疽

4章　生活のなかで注意したいこと

4 保育所、幼稚園、学校生活で気をつけたいこと

保育所、幼稚園、学校に入園、入学した１型糖尿病のこどもたちと家族は、"みんなといっしょに運動したり、食事をしたり、遠足に行ったりできるのだろうか"と悩むことと思います。
まず知っておかなければならないことは、"糖尿病があってもみんなと同じ生活ができる"ということです。
やったらだめなことは何もありません。食事も普通に食べられるし、運動も何でもできるし、遠足や宿泊行事もみんなと同じように参加できます。

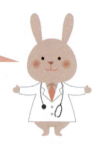

❶ １型糖尿病のことをみんなに理解してもらおう

　１型糖尿病は誤解されることが多い体質です。社会では１型糖尿病と２型糖尿病を混同して、糖尿病といえばおとなに多い２型糖尿病を連想することが大半です。糖尿病といえば太ったり、あるいは生活・食習慣が悪くて発症するものと勘違いして、"甘いものを食べすぎたから糖尿病になったのでしょう"とか"太ってないのにどうして糖尿病になったの"と言う人もいるでしょう。まず、１型糖尿病は肥満や生活習慣とは関係なく、血糖を下げるはたらきのあるインスリンの分泌が少なくなった結果血糖値が上がる体質なのだということを、理解してもらう必要があります。日本ではこどもの１型糖尿病の数が少ないために、一般社会における１型糖尿病に関する知識と理解が乏しく、さまざまな偏見を受けているのが現状です。

１型糖尿病ではどうしてインスリン注射が必要なの？

　のどがかわいたら水を飲みます。おなかがすいたらごはんを食べます。
　それと同じ理由で、インスリンが足りないからインスリンを補充します。これは決して特別なことではありません。インスリンは口から飲むとからだの中で分解されてしまうので、補充する方法として注射しかないけれど、からだから出ているのと同じインスリンを補充するのだから安全です。
　ごはんを普通に食べてインスリンを補充すると、みんなと同じように元気いっぱいの楽しい毎日を送れるのです。

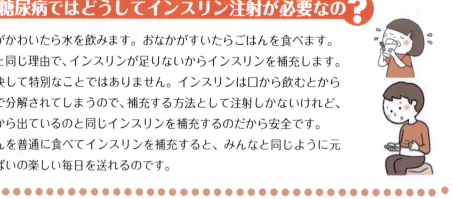

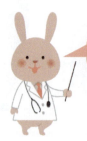

日本大学病院では、インスリン注射を始める前に、こどもと家族にこんなふうに説明しています。

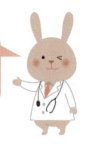

こどもの生活にかかわるすべての人に、「インスリン注射をしている限り、すべての生活に制限はない。大切なことは1型糖尿病をもつこどもたちがみんなと変わらず元気で楽しい生活が送れるように協力すること」を知っておいてほしいですね。

❷1型糖尿病で「〜していいですか？」は誤った考え

1型糖尿病のこどもの家族や学校関係者から「1型尿病でも〜できますか？」とか「〜という学校行事に参加可能ですか？」という質問をしばしば受けますが、その場合には、「〜の参加はだめということは一切なく、どうしたらその行事に参加できるかをみんなで考えましょう」と答えています。基本的に1型糖尿病ではすべての運動と行事に参加できますが、参加するためにはこどもがひとりで血糖測定とインスリン注射を行えることが必要です。

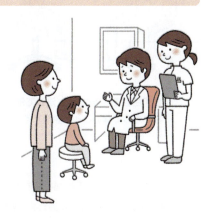

❸ひとりで血糖測定とインスリン注射を行えるようにしよう

まず行うべきことは、血糖自己測定（SMBG）とインスリン自己注射です。保育所や幼稚園に通うこどもで、まだひとりで手技が十分に行えない場合には、家族が保育所や幼稚園に出向いてSMBGとインスリン注射を行う必要がありますが、SMBGは幼稚園児以上の年齢であればひとりで十分行うことができます。インスリン注射に関しても、日本大学病院では小学生以上（7歳以上）のこどもはひとりでできるように指導しています。

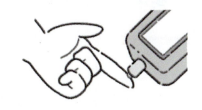

多くの場合、こどもがインスリン注射を嫌がるのは怖いからであり、31〜32G（ゲージ）、4〜5mmの短針を使えば痛みは少ないし、見た目の恐怖心も軽減できます。時間をかけて注射に対する恐怖心を払拭し、打つ場所を工夫して痛みをできるだけ軽減できるように指導すれば、小学生以上の年齢で特に問題なく自己注射を開始することができます。逆にいつまでも家族が注射していると、いつまで経っても自己注射はできません。

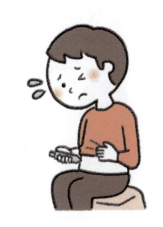

インスリン注射の指導法

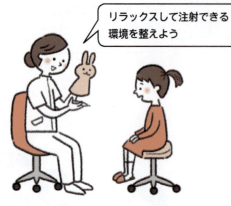

①まず注射を始める前に、決して怖いもの、痛いものでないことを説明する

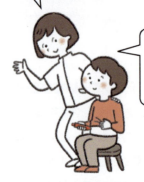

②自分自身で注射できるようになるまで、時間をかけて、繰り返し練習する

インスリン注射をするときのポイント
- 怖がって皮膚が緊張した状態で注射したら痛いので、皮膚を緩めた状態で注射する
- 同じ場所に続けて注射しない。ローテーションする
- 怖がって浅く注射しない
- 針を刺したら注入器（ペン）を動かさない

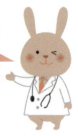

おなかなら、少し前かがみの状態で注射をしよう。

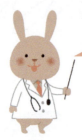

日本大学病院では、不規則な食生活と運動に対応できるように、保育所や幼稚園に通うほとんどのこどもに対してインスリン注射法としてインスリンポンプ（CSII）を利用しています。

インスリンポンプ（CSII）（p.34）

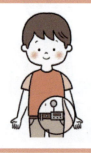

- インスリンポンプではペン型注入器を用いてこども自身が注射する必要がなく、あらかじめ生活のスケジュールに合わせて注入するインスリン量を家族が時間ごとに設定することができる
- 昼食時間に合わせて1時間ほど基礎注入量を増加することにより、食事の際の追加インスリン注入の代用が可能。おやつのときにも同様
- 施設により採用していないところもあるが、保育園や幼稚園に通うこどもにはとても便利なインスリン注射法

❹運動するときにはどうしたらいい？

運動の強度や種類にかかわらずすべての運動に参加可能ですが、唯一注意すべきことは低血糖への対応です。低血糖の症状が現れたら、適切な補食をとる必要があります。グルコースの錠剤（グルコースサプライ：1錠20kcalなど）やグルコースのゼリー（グルコレスキュー：1袋40kcalなど）は携帯に便利で、低血糖時に服用することですぐに血糖値が上昇します。

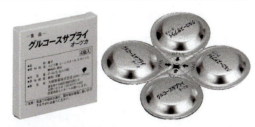

グルコースサプライ
（画像提供：大塚製薬）

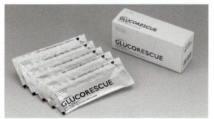

グルコレスキュー　（画像提供：アークレイ）

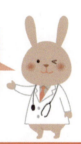

低血糖を怖れて強度の運動をしないこどもをみかけますが、低血糖への対応をしっかり体得していれば、運動はこどもの健全な心身の発育にとても大切です。

事前に血糖値を上げる	インスリンの量を調節する

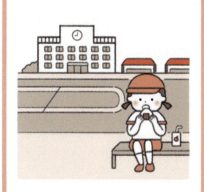

長い時間の運動で低血糖が予想される場合には、あらかじめジュースや炭水化物を運動前に摂取する

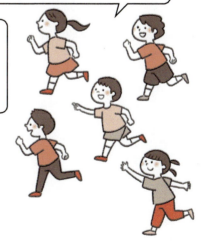

午前中に運動量が多いときには朝食時の追加インスリン量を少なくする

1日長く運動するときには基礎インスリン量を少なくする

運動する時間帯が事前にわかっている場合には、その時間帯に作用するインスリンを減量する

4章　生活のなかで注意したいこと

❺食事とおやつはどうすればいい？

　1型糖尿病の食事の基本は、同性、同じ年齢の こどもと同等のカロリーを摂取することであり、 それに見合った量のインスリンを注射しなければ 発育途上にあるこどもの成長は損なわれます。

　幼稚園や学校の給食のカロリーは多少多めです が、学校給食をみんなと同じ量を食べないと精神 的ストレスになるため、クラスメートと同じ量を 食べましょう。またこども、特に保育所や幼稚園 の年齢のこどもにとって、おやつは食事のなかで 一番の楽しみであるため、過剰に摂取しないよう に注意すれば毎日おやつを食べてかまいません。

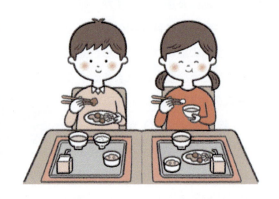

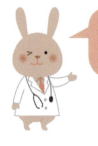

おやつの後の高血糖は、インスリンの追加注射によって対応します。

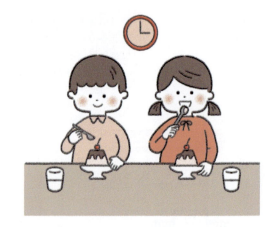

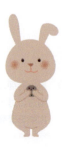

❻担任や養護の先生とは密に連絡を取ろう

　患児が1日のなかで最も時間を費やすのは保育所、幼稚園、学校であるため、担任や養護の先生とは密に連絡を取る必要があります。日本大学病院では、新しく1型糖尿病と診断されたときやクラスが変わったときなど担任や養護の先生に病院に来てもらい、園や学校生活の注意点について家族も交えて時間をかけて説明しています。

　病気のことをクラスの全員に告げるか否かは家族と担任の判断によります。保育所、幼稚園、学校でのSMBG、インスリン注射や補食の摂取がスムーズにいくには、クラスメート全員に病気のことを告げておいたほうが便利ですが、逆にいじめの対象になることもあるので、クラスの雰囲気を考慮して病気のことを告げるか否か決めたほうがいいでしょう。ただし、こどもと特に親しくつきあっているクラスメートとその家族にはすべてを話しておいたほうがいいでしょう。

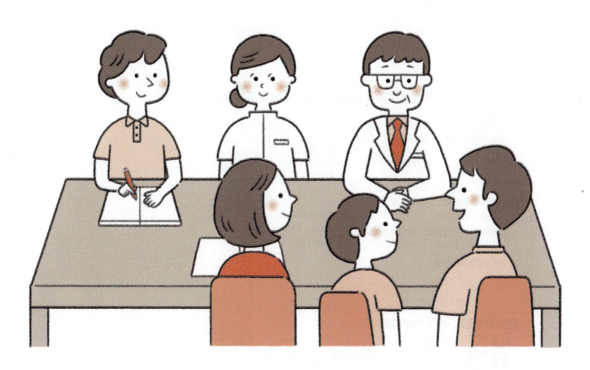

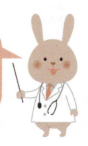

大きな低血糖（重症低血糖）やシックデイなど何か問題が発生した場合には、すぐに主治医に連絡してもらいます。事前に、園や学校の先生には、次のページのような連絡票を渡しておきます。

糖尿病患児の治療・緊急連絡法等の連絡表の一例

糖尿病患児の治療・緊急連絡法等の連絡表

学校名　　　　　　　　　　年　　組　　　　　記載日　平成　　年　　月　　日

医療機関＿＿＿＿＿＿＿＿

氏名　　　　　　　　　　　男・女　　　　　医師名　　　　　　　　　　　　印

生年月日　昭和・平成　　年　　月　　日　　電話番号

要管理者の現在の治療内容・緊急連絡法

診断名　　①1型（インスリン依存型）糖尿病　　②2型（インスリン非依存型）糖尿病

現在の治療　1. インスリン注射：　1日　　回　　　　　　　　昼食前の学校での注射（有・無）
　　　　　　　学校での自己血糖値測定　（有・無）
　　　　　　2. 経口血糖降下薬：　薬品名（　　　　　　　）　学校での服用　　（有・無）
　　　　　　3. 食事・運動療法のみ
　　　　　　4. 受診回数　　回／月

緊急連絡先　保護者　氏名＿＿＿＿＿＿＿＿＿自宅TEL＿＿＿＿＿＿＿＿

　　　　　　　　　　勤務先（会社名　　　　　　TEL　　　　　　　　　　）

　　　　　　主治医　氏名　　　　　　施設名　　　　　　　TEL

学校生活一般：基本的には健常児と同じ学校生活が可能である

1. 食事に関する注意
　　学校給食　　　①制限なし　②お代わりなし　③その他（　　　　　　　　）
　　宿泊学習の食事　①制限なし　②お代わりなし　③その他（　　　　　　　）
　　補食　　　　　①定時に（　　時　食品名　　　　　　　　　　　　）
　　　　　　　　　②必要なときのみ　（どういう時　　　　　　　　　　）
　　　　　　　　　　　　　　　　　（食品名　　　　　　　　　　　　）
　　　　　　　　　③必要なし

2. 日常の体育活動・運動部活動について
　　「日本学校保健会　学校生活管理指導表」を参照のこと

3. 学校行事（宿泊学習、修学旅行など）への参加及びその身体活動
　　「日本学校保健会　学校生活管理指導表」を参照のこと

4. その他の注意事項＿＿＿＿＿＿＿＿＿＿＿＿＿＿＿＿＿
　　＿＿＿＿＿＿＿＿＿＿＿＿＿＿＿＿＿＿＿

低血糖が起こったときの対応*

程度	症状	対応
軽度	空腹感、いらいら、手がふるえる	グルコース錠2個 （40kcal=0.5単位分。入手できなければ、スティックシュガー10g）
中等度	黙り込む、冷汗・蒼白、異常行動	グルコース錠2個 （あるいは、スティックシュガー10g） さらに多糖類を40〜80kcal（0.5〜1単位分）食べる。 （ビスケットやクッキーなら2〜3枚、食パンなら1/2枚、小さいおにぎり1つなど） 上記補食を食べた後、保健室で休養させ経過観察する。
高度	意識障害、けいれんなど	保護者・主治医に緊急連絡し、救急車にて主治医または近くの病院に転送する。救急車を待つ間、砂糖などを口内の頬粘膜になすりつける

＊軽度であっても低血糖が起こったときには、保護者・主治医に連絡することが望ましい。

（日本学校保健会の提供による）

5 将来の生活で気をつけたいこと

糖尿病が就職や結婚、出産にどんな影響があるのか、不安に感じる人も多いと思います。
通院や症状が影響しないとはいえませんが、自ら可能性をせばめることはありません。
うまく病気とつきあって、社会で活躍している人もたくさんいます。

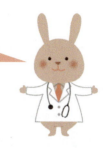

❶ 糖尿病は就職に影響する？

▶ **就業状況**

　企業、公共団体などは、糖尿病を理由に採用を拒否してはならないとされています。しかし、1996年の日本小児内分泌学会が行った小児期（18歳未満）発症1型糖尿病患者の就業状況に関わるアンケート調査[1]では、就業率は男女でそれぞれ80.4％、76.8％であり、全国平均（男子96％）と比べると低かったと報告されています。そして約半数で転職経験があり、理由として「勤務時間が不規則なため血糖コントロールが悪化」「低血糖発作、異常行動で1型糖尿病が発覚し解雇」「合併症のため」「病気のことで居づらくなった」など糖尿病に関わることがあげられています。

▶ **病状の公開**

　就職時に1型糖尿病であることを告げずに入社した者は50.5％と半数にのぼり、糖尿病を理由に採用を拒否された（推測を含む）者は35.5％であったと報告されています[1]。不規則な勤務時間を除けば、実際1型糖尿病があっても業務に支障がないことが多いですが、「あえて病気のことを申告しない」という選択肢もやむを得ない選択なのかもしれません。

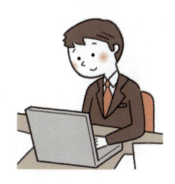

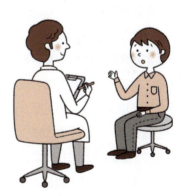

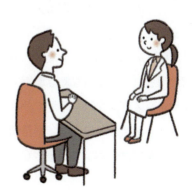

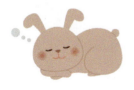

▶ **1型糖尿病に合った職業**

　重症低血糖が出現した場合にリスクが高い職業（運転手、パイロット、高所作業など）は不適当と考えられますが、今では選択肢はずいぶん広がり、このようなリスクが高い職業を除けばすべての職業に就くことができます。医師（南 昌江先生、黒田暁生先生など多数）や政治家（英国のメイ首相など）や運動選手（レアル・マドリードのナチョ・フェルナンデス選手、阪神タイガースの岩田 稔投手など）、カーレーサー（チャーリー・キンボール）など1型糖尿病をもっていても多くの人が多方面の分野で活躍しています。生活が不規則な分野では、確かに血糖コントロールや低血糖の予防に苦渋しますが、ポンプ治療や連続皮下ブドウ糖濃度測定（CGM）などを活用し、十分1型糖尿病をもたない人と同様の生活を送ることができます。

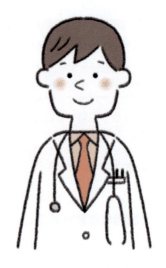

▶ **職場での医療管理**

　低血糖（重症低血糖）の予防と症状出現時の対応を一番に考えて、長い作業の前にはあらかじめ補食する、あるいは作業時間の責任インスリンをあらかじめ減量するなどの処置が必要です。この意味でも補食（グルコースやチョコレートなど）は常に携帯する必要があります。また、血糖自己測定やインスリン注射に対して周囲の理解が必要であり、この意味でも周囲の人に自分が1型糖尿病であることを知ってもらうことが大切です。1型糖尿病は決して隠すべき病気ではありませんが、理解が得られないような職場環境では、血糖自己測定やインスリン注射が行える場所（トイレなど）を確保する必要があります。勤務時間や内容が不規則な職業では、ポンプ治療やCGMの利用が有効でしょう（p.32）。

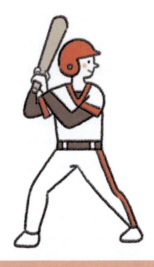

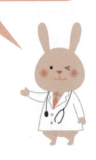

不安定な経済状態では、低血糖や不規則な生活に対応できないなどの病気による支障が、職場での立場や解雇の背景として不利益に作用する可能性があります。
患者さんを支援する労働政策、福祉におけるセーフティーネットの充実が今後の課題でしょう。

❷糖尿病は結婚に影響する？

結婚に関しては、特に男子において消極的になることが多いですが、自己管理が十分であり進行した合併症を持たない限り、結婚に障害はないといえます。交際の時点から、パートナーに1型糖尿病に関する知識を十分もってもらい、病気について理解してもらえば、何の支障もありません。特に女子においては、パートナーに妊娠・出産に関する知識を十分にもってもらい、計画妊娠がスムーズに行えるようにしましょう。パートナーの両親にどこまで1型糖尿病について話すかは、パートナーの家族関係と理解度によりますが、少なくともパートナーにはすべてを話して糖尿病管理に協力してもらうことが大切です。

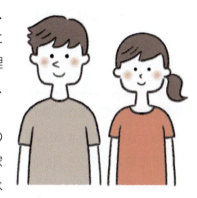

❸妊娠で気をつけることは？

▶妊娠前管理

母体の高血糖は児へ影響するため、妊娠を希望する場合には厳格な血糖コントロールを達成するために「計画妊娠」する必要があります。奨励される妊娠許可のHbA1c値は6.5％未満ですが[2]、1日の血糖変動幅が大きいのもよくありません。また、母体の慢性血管合併症が進行していると、分娩結果と母体の予後に影響を与える可能性があります。妊娠前管理を正しく行い、目標が達成された時点で妊娠を許可します。それまでは「計画妊娠」の必要性を十分説明した上で避妊する必要があります。

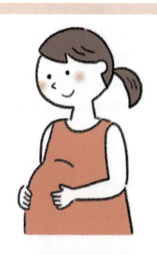

妊娠前管理の必要事項

①以下の②、③を達成するまで避妊し、計画妊娠を原則とする。
②良好な血糖コントロールを達成する。推奨される妊娠許可はHbA1c 6.5％未満。
③進行した慢性血管合併症を有さない。
　a．前増殖性網膜症や増殖性網膜症は眼科治療で沈静化する。
　b．腎症は、eGFR 60以上が望ましい。妊娠許可は腎症2期までとする。
④経口血糖降下薬は中止して、インスリン治療のみとする。
　a．より厳格な血糖コントロールを達成するにはポンプ治療、SAPが有用。
　b．<u>超速効型インスリンアナログのインスリングルリジンおよび持効型溶解インスリンアナログのインスリングラルギンとインスリンデグルデクは妊婦への安全性が確立されていない。</u>
⑤頻回のSMBGを行う。CGMはより厳格な血糖コントロールを達成するのに有用。
⑥計画妊娠の重要性、妊娠から分娩、出産後に至るまでの十分な患者教育を行う。これには多職種によるチーム医療が効果的。

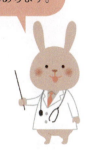

妊婦への安全性が確立されていないインスリンもあります。

（文献3を参考に作成）

▶妊娠中管理

　計画妊娠により妊娠が許可され、妊娠が成立してからより厳格な血糖コントロールを出産まで維持する必要があります。

　妊娠初期（おもに妊娠3週まで）の高血糖は流産や先天奇形の原因となり、妊娠を通しての高血糖も児の発育に影響します。また、母体にとっても、慢性血管合併症が進行するリスクがあります。したがって、低血糖のリスクを最小限にとどめ、健常妊婦の日内変動範囲に近づけることを目標にします。

　妊娠中は胎盤からのホルモンの影響でインスリン抵抗性が増加するため、インスリン需要量が増大することを念頭に入れてインスリン投与量を調節する（妊娠前に戻す）必要があります。自己管理として普段より頻回のSMBGが必要になりますが、SMBGに加えCGMは厳格な血糖コントロールを維持する上で有力な手段になります。

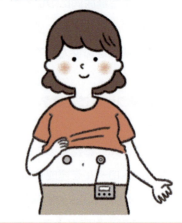

妊娠前から妊娠中の治療

- 日本大学病院では、妊娠前から妊娠中は、超速効型インスリンアナログのインスリンアスパルトあるいはインスリンリスプロを用いたポンプ治療を行い、母児共に良好な成績を得ている
- CGMの機能を備えたインスリンポンプ：Sensor Augmented Pump（SAP）は、リアルタイムにインスリン投与量を調節できるため、より細やかに高血糖・低血糖に対応することができる

妊娠中管理の必要事項

①妊娠全期を通じて良好な血糖コントロールの達成。
　a. 空腹時血糖値70〜100mg/dL、食後血糖値120mg/dL未満。
　b. HbA1c 4.4〜5.7％
　c. GA 11.5〜15.7％。妊娠中は鉄欠乏の影響を避けるためにGA16％未満が目標値として設定されおり、HbA1c値は参考所見とされる。
②インスリン治療
　a. より厳格な血糖コントロールを達成するにはポンプ治療、SAPが有用。
　b. 超速効型インスリンアナログのインスリングルリジンおよび持効型溶解インスリンアナログのインスリングラルギンとインスリンデグルデクは妊婦への安全性が確立されていない。
③頻回のSMBGを行う。CGMはより厳格な血糖コントロールを達成するのに有用。
④食事療法では、標準体重［身長（m）^{2}×22］×25〜30kcalを基本として、妊娠期ごとに必要な付加量を加える。
⑤適正な体重増加は、非妊娠時のBMIが18.5未満で9〜12kg、BMIが18.5〜25未満で7〜12kg、BMIが25以上で個別対応。

（文献3を参考に作成）

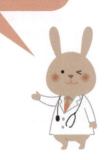

妊娠中は鉄欠乏の影響を避けるために、グリコアルブミン（GA）16％未満（11.5〜15.7％）が目標指標として有用です。

妊娠中の食事

- 妊婦では、標準体重［身長（m）^{2}×22］×25〜30kcalを基本として、妊娠期ごとに必要な付加量を加える
- 付加量は、非肥満妊婦では妊娠初期50kcal、中期250kcal、後期450kcalとする方法と、妊娠中全期間を通じて一律に250kcalを付加する方法がある[3]
- 肥満妊婦に対しては、原則として妊娠全期間を通じて付加は行わない
- 食後の急激な血糖上昇を避けるため、1日4〜6回の頻回食が奨励されている[2]

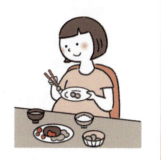

適正な体重増加は、非妊娠時のBody Mass Index（BMI）が18.5未満で9〜12kg、BMIが18.5〜25未満で7〜12kg、BMIが25以上で個別対応を原則とします[2]。

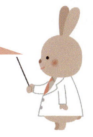

▶ **分娩管理**

　分娩は正期産で経腟分娩が基本ですが、過体重児が予測される場合には胎児発育やwell-beingを評価しながら、予定よりやや早く帝王切開が選択される場合もあります。分娩時には1時間ごとにSMBGを行い、およそ血糖100mg/dL（70〜120mg/dL）を維持するようにします。妊娠中の血糖コントロールが良好と評価される場合にも、新生児合併症（低血糖、黄疸の増強、低Ca血症、呼吸障害など）があらわれる可能性があるので、新生児科医や小児科医が協力しながら出産した児の管理（NICU管理）を行う必要があります。

　授乳期には食事として250kcalが付加されますが、分娩後はインスリン抵抗性が急速に改善されるため、インスリン需要量が急激に減少することを念頭に入れてインスリン投与量を調節しなければなりません。また、ポンプ治療は授乳期の不規則な生活に対応するにも有用な治療法といえます。

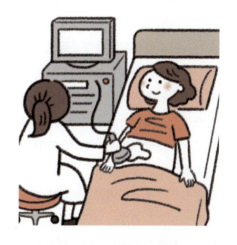

well-beingって？

well-beingとは、赤ちゃんが元気であることを表します。糖尿病かどうかにかかわらず、すべての妊婦で、超音波検査やNST（ノン・ストレス・テスト）などにより、赤ちゃんが元気であることを評価します。

第4章　生活のなかで注意したいこと

6　糖尿病サマーキャンプ

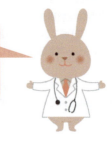

糖尿病サマーキャンプは、1型糖尿病をもつこどもたちが集団生活を通じて自己管理、治療の技術（血糖自己測定とインスリン自己注射）と糖尿病に関する知識を学ぶ場であるだけでなく、メンタルケアと仲間作り、交流の場としてとても重要です。

　日本での第1回の糖尿病サマーキャンプは、1983年に丸山 博先生（当時東京大学医学部、現在松戸クリニック名誉院長）により千葉県勝山海岸において行われ、8名の小児1型糖尿病のこどもたちが参加しました。その後年々数が増えて、2017年には全国50カ所でサマーキャンプが開催されています。全国のキャンプは日本糖尿病協会（清野 裕理事長）の主催で行われています。

❶糖尿病サマーキャンプってどんなもの？

　日本には統一したガイドラインは存在しませんが、日本糖尿病協会が「安全で効果的なキャンプ運営の基準」を設けています。日本糖尿病協会主催の糖尿病療養指導学術集会では、各キャンプの特色、プログラムなどを紹介して、それぞれのキャンプの内容について情報交換しています。

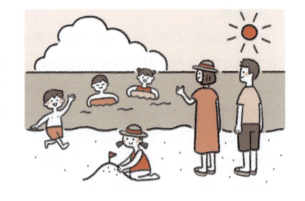

　こどもだけを参加対象にするキャンプと、家族も参加できるキャンプがあります。参加するこどもたちに関しては、複数の医療施設のこどもたちが参加するもの（大山や福岡など）と、ひとつの医療機関で行われるもの（東京や大阪など）があります。参加するこどもたちは当初1型糖尿病に限られていましたが、現在では2型糖尿病のこどもたちも参加する（あるいは2型糖尿病単独）キャンプもあります。一方、参加者向けの医療保険は日本糖尿病協会が窓口となって対応しています。

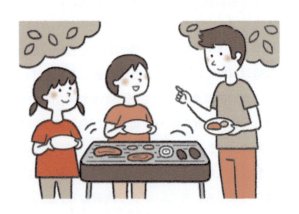

❷糖尿病サマーキャンプでどんなことをするの？

　キャンプに参加するこどもたちはおもに小学生と中学生ですが、高校生以上のこどもたちもOB、OGとして参加します。日数はおよそ3〜7日であり、キャンプのスケジュールは、OB、OGとおもに生活スタッフが医療面と安全面を考えて教育的行事（勉強会など）とレクリエーション行事（海水浴、山登りなど）を行います。

　教育行事では糖尿病に関する基礎知識とポンプ治療、連続皮下ブドウ糖濃度測定（CGM）など最新の知識を提供し、また血糖自己測定やインスリン自己注射が行えないこどもに対しては、これらの行為が自分ひとりで行えるように、医療スタッフがこどもの年齢に応じて時間をかけて教育します。また、メンタルケアや参加者同士の連帯感を築くのもキャンプの大きな目的であるため、こどもたち同士あるいは生活スタッフも含めてディスカッションしたり、OB、OGの体験談やアドバイスを与える場を設けています。そしてお別れ会のときには、参加した皆の心がひとつになって「自分ひとりじゃないんだ」という気持ちになり励まし合います。これがキャンプの大きな意義といえるでしょう。

> 日本大学病院小児科のサマーキャンプ（東京なかよし会サマーキャンプ）について、紹介します。

タイムスケジュール（一例）

6:00	学生スタッフ　起床 海水浴が可能かどうか海水浴係が確認する。
6:30	子ども　起床 水着に着替えさせ、上に昨日の服を着るようにする。
6:45	ラジオ体操 ①ラジオ係はCD・ラジカセを用意する。 ②キャンパーたちをラジオ体操の場所まで誘導し、ラジオ体操を行う。
7:00	SMBG ①SMBG係は記録表を準備して測定部屋の前に待機する。 ②時間になったら手の空いているスタッフがキャンパーたちをまとめて測定部屋に連れて行く。 ③測定後、待機しているSMBG係がキャンパーたちに血糖値を記入してもらう。 ※血糖値が300以上、低血糖の子がいた場合は、再検時間と共にスタッフ全員に周知させる。
7:30	朝食 ①今日の流れについて連絡する。 ②晴れの場合：海水浴班から諸注意、持ち物の連絡を行う。 ③今日帰られる方、来られた方の挨拶をしてもらう。 ※全員で"いただきます"と"ごちそうさまでした"を行う。 食事後は血糖表に食事量を記載させる。
8:30	〈晴れている場合〉 SMBG ①SMBG係は記録表を準備して測定部屋の前に待機する。 ②時間になったら手の空いているスタッフがキャンパーたちをまとめて測定部屋に連れて行く。 ③測定後、待機しているSMBG係がキャンパーたちに血糖値を記入してもらう。

キャンプ中の日程（一例）

日付	午前	午後	夜
8/16	集合 12時30分 出発 14時	到着　16時 自己紹介 初参加祝	花火
8/17	ラジオ体操　海水浴　スイカ割り レクリエーション		自由時間 お別れ会の準備
8/18	ラジオ体操 勉強会	バーベキュー 自由時間 お別れ会の準備	お別れ会
8/19	片づけ アセスメント	出発　13:30 到着予定　15:30	

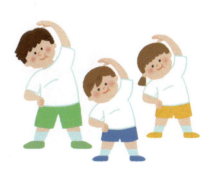

第4章　生活のなかで注意したいこと

8:30	※血糖値が300以上、低血糖の子がいた場合は、再検時間と共にスタッフ全員に周知させる。 先発隊は海へ出発。 ①テント準備 ②ビーチフラッグ／背中合わせリレーをする場所を決めておく。 キャンパーたちの出発準備 ※先にトイレに行かせる。 ※持ち物の確認をする。 持ち物：ビーチサンダル、浮き輪、タオル、日焼け止め、インスリン、昼食時に着るもの（前日着た服）
9:00	中庭に集合 ①海水浴係が準備体操をしっかり行う。 ②海水浴係が諸注意を行う。 ③事前に膨らましておいた浮き輪等を受け取る。
9:30	海水浴 15分遊んで、5分休憩×3サイクル を行う。 ※休憩は日陰で行う。 ※子どもたちの体調には常に気を配る。 高学年のキャンパーたちにも低学年の面倒を見させる。 海水浴係はこの間に外レクの準備を行う。
10:40	外レク：ビーチフラッグ・背中合わせリレー
11:10	宿に戻る ①キャンパーたちに荷物を持たせる。 ②宿に戻ったらキャンパーたちに外でシャワーを浴びてもらう。 ③服を着せ、終わった人から順にSMBGを行う。
11:40	SMBG ①SMBG係は記録表を準備して測定部屋の前に待機する。 ②時間になったら手の空いているスタッフがキャンパーたちをまとめて測定場所につれていく。
	③測定後、待機しているSMBG係がキャンパーたちに血糖値を記入してもらう。 ※血糖値が300以上、低血糖の子がいた場合は、再検時間と共にスタッフ全員に周知させる。
12:00	昼食 ①午後の連絡（出発時間など） ②みんなで"いただきます"と"ごちそうさまでした"をする。 ③食事後は血糖表に食事量を記載させる。
13:10	SMBG ①SMBG係は記録表を準備して測定部屋の前に待機する。 ②時間になったら手の空いているスタッフがキャンパーたちをまとめて測定部屋に連れて行く。 ③測定後、待機しているSMBG係がキャンパーたちに血糖値を記入してもらう。 ※血糖値が300以上、低血糖の子がいた場合は、再検時間と共にスタッフ全員に周知させる。
13:30	中庭に集合、海へ出発 ※必ずキャンパーたち全員で移動し、絶対に先には行かないようにする。
14:00	海に到着 ※準備体操をしっかり行う。 ※昼食から充分時間を取ってから海水浴を行う。 海水浴 15分遊ぶ、5分休憩×3サイクル
15:00	宿に戻る準備 ※忘れ物がないように注意！ ①宿についたら外のシャワーを浴びてもらう。 ②浮き輪等はスタッフに渡し、空気を抜いてもらう。 ③タオルでしっかりからだを拭いてジャージを着てもらう。終わった人から順にSMBGを行う。

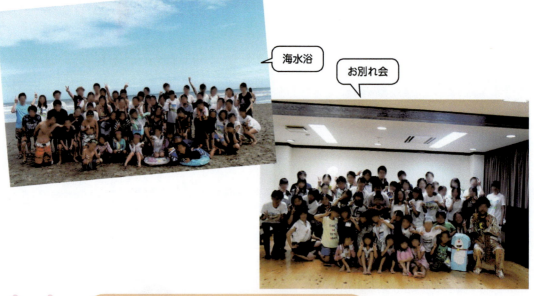

海水浴

お別れ会

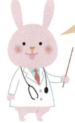

キャンプの運営資金は、主催者である日本糖尿病協会の補助金を中心に、都道府県糖尿病協会からの補助金、企業や個人からの寄付金そして各人の参加費で賄われていますが、実際財政が厳しいキャンプが多いのが現状といえます。

❸糖尿病サマーキャンプのスタッフ

　キャンプを運営するスタッフは、医師（小児科医、内科医、研修医など）、看護師（小児科、内科看護師など）、栄養士、臨床心理士、製薬メーカーの担当者と学生（医学生、看護学生、栄養学生など）が主であり、全員ボランティアで参加しています。日本糖尿病協会がキャンプに参加する全員を対象にボランティアスタッフガイドラインを作成し、配布しています。年少のこどもたちの面倒をみたり、医療面の補助をしたり、実際のキャンプのスケジュールを作るのは生活スタッフであり、おもに学生とOB、OGで構成されています。キャンプの目的、内容、糖尿病の基本的知識、スタッフの心得などを記載したマニュアルを作成し、生活スタッフが戸惑わずにキャンプに参加できるようにします。

　多くのキャンプでは、医師、看護師、栄養士などの医療スタッフと学生の生活スタッフを確保することが年々難しくなっているのが現状です。日本大学病院では医療スタッフはすべて勤務として参加していますが、以前はすべて各自の夏休暇を当てていました。これではボランティアとして参加する人が限られてしまい、また施設ごとの勤務事情もあるため、キャンプの日数を減らすなどその運営に苦慮しているキャンプも少なくありません。また、大学病院以外の施設では、学生スタッフを確保するのも困難であり、単独ではなく複数の医療施設で運営するキャンプが増えてきました。

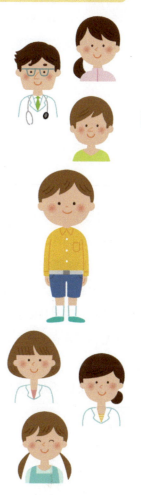

❹糖尿病サマーキャンプの成果

　集団生活のなかで、多くの1型糖尿病をもつ仲間たちと寝食を共にすることは、よりよい糖尿病とのつきあいを学ぶ絶好の機会になります。そして、参加したこどもたち一人ひとりが連帯感をもち、糖尿病管理に前向きな姿勢で取り組んでくれることがキャンプの大きな意義といえます。

　一方、血糖コントロール、自己効力感の向上、生活の質の改善に関しては、キャンプ直後にはその効果が明らかになるものの、その後の外来管理での成果はこどもたち、医療施設によりさまざまです。

　そして、キャンプにおける小児科医と内科医との交流は、小児科医と内科医の連携を高め、成人医療へのトランジションに有用であるばかりでなく、内科医の小児糖尿病に関する知識と理解を深めるためにも極めて重要と思われます。

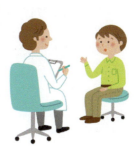

7 糖尿病看護のポイント・コツ

❶ 小児期に糖尿病を発症するということ

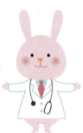

ひとことで小児期といっても、乳児期から幼児期、学童期、青年期とさまざまな時期があります。

　小児期に共通するのは、成人期、老年期とつながるライフステージのなかで心身ともに成長、発達していき、さまざまな機能を獲得する時期だということです。ひとりの人間として、社会で生きていく基盤がつくられる時期であり、変化の大きい時期だということです。

　このような人生のなかで大切な時期に治療が生活に大きくかかわる糖尿病を発症すること、そして糖尿病と共に生きるということは、こどもや周囲の人々に少なからず影響を与えます。こどもたちや家族はさまざまなライフイベントを経験しながら、ライフステージを進んでいきます。糖尿病をもつこどもたちも、糖尿病でないこどもたちと同じように心身ともに成長発達し、社会で生きていく力を身につけられるように、こどもや周囲の人々を支援していくことが医療者の役割です。

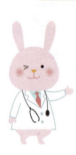

糖尿病をもつこどもたちと家族への看護を行う際には、成長・発達段階を考慮した継続的なかかわりを行っていくことが重要です。

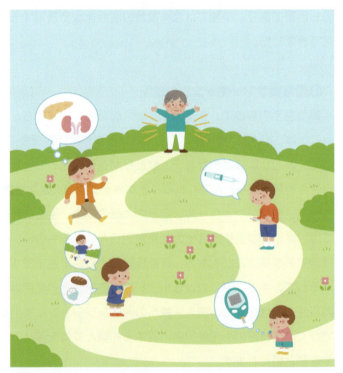

❷診断を受けたばかりの時期

　この時期はこどもの年齢や理解度によっても異なりますが、おとなよりも経験が少ないこどもには具体的なイメージを想像するのが難しいことも多く、処置や検査、今後どうなるのかなどさまざまな不安を抱いています。また、親の心理も複雑です。自責の念、怒り、悲しみ、願望が裏切られるような思い、予後に対する不安、無力感などの思いが生じるといわれています。それらの感情と向き合うことは重要なことですが、精神的に不安定であることを考慮しながらこどもや家族の思いを傾聴し、ありのままを受けとめます。

　退院後はそれまでの生活に治療を組み込んだ生活を送ることになります。幼稚園、学校生活など発達段階に見合った生活を送るために、こどもや家族に必要なことや障壁になっていることを共に考え、目標を掲げて必要な支援を計画していきます。

日本大学病院の小児1型糖尿病初期教育項目チェックリスト

	予定	実施	備考
パンフレットの説明（本人および家族）			
1. 糖尿病について			
2. 治療について			
（1）食事療法			
（2）運動療法			
（3）薬物療法			
インスリンについて			
3. 低血糖について			
4. グルカゴン注射について			
5. 高血糖について			
6. 血糖測定について			
7. HbA1cについて			
8. シックデイについて			
9. 合併症について			
10. 災害に備えて			
11. 小児糖尿病キャンプ			
12. セルフケア			
指導：血糖自己測定指導開始			
血糖測定指導（家族）			
インスリン自己注射			
インスリン注射（家族）			
グルカゴン注射（家族）			
栄養指導（本人・家族）			
自己管理ノート配布			
その他：園・学校への説明			
外泊（糖尿病カード配布）			

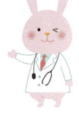

> 知識を身につける、技術を習得する、そして意欲をもって糖尿病管理に取り組めるよう支援しましょう。

> こどもが思いを表出できる場をつくることも大切です。
> 怖がっているときは、誤った認識から恐怖心を抱いていないか確認しましょう。

❸ 退院してから

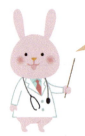

退院後には、治療が組み込まれた生活を無理なく習慣化できているか、情報収集を行います。

こどもたちを取り巻く環境は、成長に伴い大きく変化します。そして、さまざまな機能の発達に伴い、理解できることや自分でできることは増えていきます。常に自立を視野に入れてかかわっていきましょう。

また、診断を受けてから時間が経っていても、家族は日々精神的葛藤をもってこどもに向き合っています。そのために適切にしつけなどの行動がとれないこともあります。

その時々のこどもを取りまく状況をアセスメントし、問題を明確にして計画的にかかわることが大切です。小児期には親の価値観による影響も大きいため、家族のアセスメントも十分に行っていきましょう。

多職種が協働し医療チームとしてかかわることで専門性の高い治療を提供できますが、そのような体制がとれないこともあります。限られた職種で対応する場合も、医療者間で情報を共有し、こども、家族、医療者が同じ方向性をもって取り組んでいくことが大切です。

外来教育

1. 血糖の日内変動と食事・運動との関係
2. 血糖目標値とインスリン量の調整
3. 低血糖の症状と対処法
4. 低血糖の予防（補食のとり方、食事の調整法）
5. シックデイとその対処法
6. 合併症とその予防・検査
7. 学校生活への対応
8. 課外活動への対応
9. 教諭・友人との関わり
10. 進学・就職・結婚問題

(日本糖尿病学会・日本小児内分泌学会編・著．小児・思春期糖尿病コンセンサスガイドライン．東京，南江堂，2015, 275より引用)

外来におけるチェック項目

1. 療養行動について
   a）インスリン注射：注射手技、注射部位、自己注射の状況、注射の受け入れ方、保護者の関わり方、インスリン量の調節
   b）血糖測定：回数、時間、記録、採血部位と手技、測定値の理解、自己採血の状況
   c）食事：主食の計量、補食の量・回数、おやつのとり方、外食時の意識
   d）運動：毎日の運動内容・量、屋外活動時間、クラブ活動内容
   e）低血糖：頻度、時間帯、症状の自覚、自分で対処可能か、予防可能か、保護者の関わり方、不安の程度
2. 集団生活について：低血糖の予防・対処、血糖測定・インスリン注射、給食・補食、体育・クラブ活動・学外行事、担任・養護教諭・友人との関わり
3. 家庭生活について：生活時間（平日と週末）、家族の理解と協力、自立状況

(日本糖尿病学会・日本小児内分泌学会編・著．小児・思春期糖尿病コンセンサスガイドライン．東京，南江堂，2015, 276より引用)

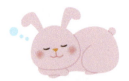

思春期の特徴って❓

思春期には、今まで家族に依存していた療養行動が患者さん本人に移行していき、心理的な自立も進みます。それに伴い、糖尿病管理に必要な知識や技術の習得、理解力に合わせた理解、問題を解決し自己決定をする能力、発達に見合った社会化が進んでいくことが必要です。この時期は友人との関係が重要になります。発達課題と向き合うために、治療がうまく生活に組み込めなくなるときもあります。心理的な葛藤があるとき、問題と向き合えない場合には、療養行動を評価するのではなく、ありのままを受けとめ傾聴することや質問により考えることを促すことが必要なときもあります。助言、解決を与えるのではなく、受けとめ、一緒に考え、相談できる環境をつくることも大切です。

また、思春期に診断された場合には、年少児よりも糖尿病治療に必要な技術の習得は早く、理解できることも多いです。その反面、今まで身につけてきた生活習慣を変えることが難しい場合もあります。環境調整や療養行動の習慣化など療養行動を継続していくことへの支援が周囲から十分に得られるように配慮しましょう。

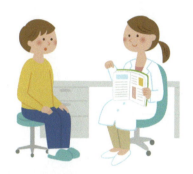

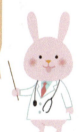

成人医療への移行支援は計画的・段階的に行うことが必要です。さまざまな機会を活用し、それぞれの時期に見合った自立性、社会性が身についていくよう支援しましょう。

糖尿病看護のポイントとコツ

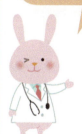

各発達段階の特徴をふまえ、おとなの視点ではなくこどもの視点でかかわりましょう。
こどもが生活する環境を思い浮かべ、自分でできる必要があることは何なのかを考えましょう。

- ●どの時期もこどもの理解度に合わせた説明が必要
  →必要に応じて、絵本や人形などさまざまなツールを使用。どのように理解しているかを確認。乳幼児ではディストラクション（遊びの介入）も有効
- ●できていること、努力していることを認める
  →興味のあることをみつけ、積極的に取り組み、能力を伸ばしていくことは自信につながる。できていないことに目を向けてしまいがちだが、できていることを認めることが大切。療養行動を自分のこととしてできたことを、他者から、特に家族から認められることはこどもにとって喜びとなる
- ●こども自身がもつ力を発揮できるように支援する
  →達成感や喜びを見出し、自信をもつことができることは、こども自身の強みになる。こどものもつ強みを活かし自主性を育て、自尊感情を育むことを心がける

発達段階ごとのおこりやすい問題と必要な支援

発達段階	ライフイベントなど	特徴	課題	療養行動	おこりやすい問題	支援
乳児期	離乳食開始	言語によるコミュニケーションがとれず自覚症状を訴えられない 他覚症状がわかりづらい	愛着形成、基本的生活習慣の形成	すべて養育者に依存している	母親への負担が大きくなる 母親の社会的孤立 育児不安 インスリンポンプによる皮膚トラブル	養育者が糖尿病や治療について正しく理解し、困ったときに相談できる場をつくる 家族メンバーがそれぞれの役割を発揮できるように家族機能を意識する
幼児期	保育園、幼稚園入園、園の行事、習い事、交友関係の拡大	言語によるコミュニケーションが可能になり、体調の変化を伝えられることもある 食事や活動量、内容にむらがある	基本的生活習慣の獲得 社会性の基盤形成	ほとんどが親に依存 徐々に血糖測定や注射の準備、片付けを行うようになる	保育園、幼稚園の受け入れ 重症低血糖	こどもが年齢に見合った生活習慣を身につけ、療養行動を生活の一部として行える こどものがんばりや意欲を支えるかかわり 園の受け入れ支援 就学に向けた療養行動の準備
学童前期	受験、小学校入学、学校行事への参加、習い事	交友関係の拡大	基本的生活習慣の自立 集団や社会生活のなかで規範意識の形成	血糖自己測定、自己注射、ボーラス注入など簡単なインスリンポンプ操作 低血糖を周囲に伝えられる	学校で必要な療養行動の習得、習慣化	小学校への説明 学校生活、行事に参加する上で必要な知識や療養行動の獲得 こども自身の疾患理解を促す 療養行動に対する意欲を支持、自己効力感を高めるかかわり
学童後期	クラブ活動、習い事、受験	親から離れて過ごす時間が多くなる	自己肯定感、自尊感情、他者の尊重	自己注射、インスリンポンプ注入セット交換、低血糖時の対応、カーボカウント	習い事、受験などによる生活パターンの変化	こどもの状況に合わせた療養行動の自立に伴う指導、支援 低血糖時の対処ができる 外来受診時、医師に自分のことを話せる
青年期	中学、高校、大学進学、就職活動	精神的に不安定	自己を見つめ、自らと向き合い、自己の在り方を考える	高血糖時の対応 シックデイの対応	月経、交友関係、部活動、アルバイト、友人への病気の伝え方、一人暮らしによる生活環境の変化	学校と家庭の連携の確認 酒、タバコ、妊娠、血糖コントロールついて 合併症についての知識 血糖コントロールに関心をもち、方法を考える シックデイの対応に関する知識 ピアサポートの活用
成人期	就職、結婚、妊娠、出産、育児	医療費助成終了、環境の大きな変化	社会の一員として生きる 生活の自立	糖尿病管理の自立	就職、経済的問題 転居に伴う通院先の検討 成人医療への移行 合併症	経済面を考慮した治療方法の選択 成人医療への移行 結婚に伴う家族へのグルカゴン注射指導と栄養指導

引用・参考文献

1章………

1) 日本糖尿病学会. 糖尿病の分類と診断基準に関する委員会報告（国際標準化対応版）. 糖尿病. 55, 2012, 485-504.

2) 日本糖尿病学会・日本小児内分泌学会編・著. 小児・思春期1型糖尿病の診療ガイド. 東京, 南江堂, 2017.

3) DIAMOND Project Group. Incidence and trends of childhood Type 1 diabetes worldwide 1990-1999. Diabete Med. 23, 2006, 857-66.

4) Urakami, T. et al. Clinical characteristics of schoolchildren with renal glucosuria. Pediatr Int. 60 (1), 2018, 35-40.

5) 浦上達彦ほか. "糖尿病性ケトアシドーシス". ビギナーのための小児内分泌診療ガイド. 有阪治編. 東京, 中山書店, 2014, 207-13.

6) 日本糖尿病学会・日本小児内分泌学会編・著. 小児・思春期糖尿病コンセンサス・ガイドライン. 東京, 南江堂, 2015.

7) 浦上達彦. "小児糖尿病". 糖尿病専門医研修ガイドブック. 改訂第7版. 日本糖尿病学会編・著. 東京, 診断と治療社, 2017, 363-78.

8) Urakami, T. et al. Glucose screening program at schools in Japan to detect children with diabetes and its outcome-Incidence and clinical characteristics of childhood type 2 diabetes in Japan. Pediatr Res. 61, 2007, 141-5.

9) Urakami, T. et al. Clinical characteristics of non-obese children with type 2 diabetes mellitus without involvement of β-cell autoimmunity. Diabetes Res Clin Pract. 99, 2013, 105-11.

2章………

1) ISPAD Clinical Practice Consensus Guidelines 2014. Assessment and monitoring of glycemic control in children with diabetes. Pediatr Diabetes. 15 (Suppl 20), 2014, 102-14.

3章………

1) 日本糖尿病学会編・著. 糖尿病食事療法のための食品交換表 第7版. 東京, 日本糖尿病協会・文光堂, 2013, 12-3.

2) 日本糖尿病学会・日本小児内分泌学会編・著. 小児・思春期糖尿病コンセンサス・ガイドライン. 東京, 南江堂, 2015.

3) 冨樫健二. "メタボリックシンドロームに対する運動療法". 小児科臨床ピクシス6　小児メタボリックシンドローム. 五十嵐隆 総編集. 大関武彦 専門編集. 東京, 中山書店, 2009, 166-9.

4) 浦上達彦. 21世紀の子どもの食. 糖尿病と食事. 小児科診療. 12, 2004, 2597-602.

5) 浦上達彦. 今日の子どものライフスタイル. 小児内科. 34, 2002, 1232-5.

6) 浦上達彦, 岡村尚子. 2型糖尿病における食事療法の有用性は？. 小児内科. 37, 2005, 698-700.

4章………

1) 青野繁雄ほか. 18歳以上に達した小児期発症インスリン依存性糖尿病患者の社会的適応および生活実態に関する疫学的検討. 糖尿病. 40, 1997, 547-55.

2) 日本糖尿病学会編・著. "妊婦の糖代謝異常". 糖尿病診療ガイドライン2016. 東京, 南江堂, 2016, 367-90.

3) 日本糖尿病学会・日本小児内分泌学会編・著. 小児・思春期糖尿病コンセンサス・ガイドライン. 東京, 南江堂, 2015.

4) 日本糖尿病学会・日本小児内分泌学会編・著. 小児・思春期1型糖尿病の診療ガイド. 東京, 南江堂, 2017.

5) 浦上達彦. 1型糖尿病の子どもたちへ―元気に通園・通学するために. さかえ. 56, 2016, 10-3.

6) 薬師神裕子ほか. 小児糖尿病キャンプの必要性と成果に関する全国調査. 糖尿病. 55, 2012, 866-73.

さくいん

数字・英文

1型糖尿病に合った職業…84
1型糖尿病の自然経過…11
1型糖尿病の発症率…13
2型糖尿病と運動の関係…58
2型糖尿病の発症…15
30分間活動時の体重別エネルギー消費量…62
CGM…32
Continuous Glucose Monitoring…32
Continuous Subcutaneous Insulin Infusion…34
CSII…34, 78
　──のこどもへの適応…35
　──療法…28
Davis分類…74
DKA…70
FreeStyleリブレ®…33
FreeStyleリブレPro®…33
GA…41
HbA1c…9, 39
I/C比…44
MEDISAFE WITH®…36
Paradigm®722…36
self-monitoring of blood glucose…39
SMBG…39, 77
TOP®-8200…36
well-being…87

あ行

アシドーシス…8
遺伝…12, 16
インスリン/カーボ比…44
インスリン効果値…44
インスリン製剤…25
インスリン注射の指導法…78
インスリン注射部位…28
インスリン治療…25

インスリン不足…70
インスリン分泌…22
インスリンボール…28
インスリンポンプ…34, 78
インスリン療法と血糖コントロール…44
運動が制限、禁止される場合…46
運動で気をつけたいこと…46
運動のポイント・コツ…60
運動療法…23, 57
栄養指導での聞き取りのポイント…53
栄養指導のポイント・コツ…51
栄養バランス…42

か行

カーボカウント…44
外食…43
解糖…7
外来教育…94
外来におけるチェック項目…94
各運動における消費カロリー…47
学校給食…43
学校検尿…16
基礎分泌…25
拮抗ホルモン…70
キャリブレーション…32
急性合併症…70
グラム/インスリン比…44
グリコアルブミン…41
グリコーゲン…7
グルカゴン注射…65
グルコースサプライ…79
グルコレスキュー…79
経口血糖降下薬…24
結婚…85
血糖コントロール…38
血糖自己測定…39, 77
血糖測定…29, 48
血糖測定器…32

血糖測定に必要な物品…31
血糖測定の手順…31
血糖値と食事の関係…43
ケトアシドーシス…8
交感神経による症状…64
高血糖…6, 62
こどもの2型糖尿病の治療指針…50
こどもの運動療法の意義…58
混合型インスリン…26
コントロール目標値…40

さ行

細小血管症…73
最新のインスリンポンプ…36
酸血症…8
三大栄養素…43
三大合併症…73
糸球体…6
持効型溶解インスリン…26
自己注射法…27
自己免疫反応…11
脂質…43
思春期の特徴…95
シックデイ…67
　──の食事摂取…68
　──の追加インスリン投与ガイドライン…69
実際の栄養指導…53
就業状況…83
小児1型糖尿病初期教育項目チェックリスト…93
食事で気をつけたいこと…42
食事とおやつ…80
食事療法…23, 49
　──のきほん…52
職場での医療管理…84
食品構成表…54
食品分類表…54
自律神経障害…73

神経障害…73
腎症…73
腎性糖尿…7
腎不全…75
推奨エネルギー…42
推定エネルギー必要量…51
責任インスリン…26
摂食障害…42
穿刺…32
前糖尿病段階…14
速効型インスリン…26

た行

大血管症…75
代謝性アシドーシス…8
代謝への効果…59
多発神経障害…73
単神経障害…73
炭水化物…43
たんぱく質…43
中間型インスリン…26
超速効型インスリン…26
追加分泌…25
低血糖…62, 71
　──の重症度と対応…72
　──の定義…63
　──の予防…48, 66
　──への対応…48
適度な運動の目安…47
糖新生…67

糖尿病看護のポイント・コツ…92
糖尿病患児の治療・緊急連絡法等
　の連絡表…82
糖尿病検診…16
糖尿病サマーキャンプ…88
糖尿病神経障害…73
糖尿病性ケトアシドーシス…8,
　21, 70
糖尿病性腎症…75
糖尿病のおもな症状…18
糖尿病の合併症…70
糖尿病の原因…10
糖尿病の診断基準…9
糖尿病の治療…22
糖尿病の分類…10
糖尿病網膜症…74

な行

尿細管…6
尿糖陽性…6
妊娠中管理…86
妊娠中の食事…87
妊娠前管理…85
ネフロン…6
脳の糖分不足の症状…64

は行

発達段階ごとのおこりやすい問題
　と必要な支援…96
ビグアナイド薬…24

肥満者…15
肥満と食事療法…50
肥満のこどもにとって好ましい運
　動…60
病状の公開…83
ブドウ糖…7
フラッシュグルコースモニタリン
　グシステム…33
分娩管理…87
ヘモグロビン A1 c…39
保育所、幼稚園、学校生活で気を
　つけたいこと…76
ホルモンのはたらきと血糖の関係
　…66

ま行

慢性合併症…73
ミニメド620G…36
ミニメド640G…36
無自覚性低血糖…72
メディカルチェック…61
網膜症…73
目標血糖…44

や・ら行

薬物療法…23
予測アラート機能付きリアルタイ
　ムCGM…32
連続皮下ブドウ糖濃度測定…32

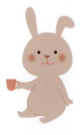

編集・執筆者一覧

編 集

浦上達彦 うらかみ たつひこ ‖ 日本大学病院総合診療センター小児科 診療教授

執 筆

浦上達彦 **1**章-1・2・**4**章-4・5・6

鈴木潤一 すずき じゅんいち ‖ 日本大学病院総合診療センター小児科 病棟医長 **1**章-3・4・**2**章-1・4

峯 佑介 みね ゆうすけ ‖ 日本大学病院総合診療センター小児科 専修医 **2**章-2・3

青木政子 あおき まさこ ‖ 日本大学病院総合診療センター小児科 専修指導医 **2**章-5・6・**4**章-3

岡村尚子 おかむら なおこ ‖ 日本大学病院栄養管理室 **3**章-1

阿部百合子 あべ ゆりこ ‖ 日本大学病院総合診療センター小児科 助教 **3**章-2

吉田 圭 よしだ けい ‖ 日本大学病院総合診療センター小児科 **4**章-1

宮田 緑 みやた みどり ‖ 日本大学病院総合診療センター小児科 **4**章-2

八柳亜弓 やつやなぎ あゆみ ‖ 日本大学病院看護部 **4**章-7

■編著者紹介

浦上 達彦 (うらかみ たつひこ)

専門：小児糖尿病

現職：日本大学医学部小児科学系小児科学分野／日本大学病院総合診療センター小児科診療教授

【略歴】

1982年	日本大学医学部卒業
1986-1988年	国立小児病院内分泌代謝科レジデント
1988-1989年	イスラエルベイリンソン糖尿病・内分泌研究所に政府留学
1995年	日本大学医学部小児科学教室講師
2010年	日本大学医学部小児科学系小児科学教室准教授
2015年	日本大学医学部小児科学系小児科学教室診療教授

【学会活動】

日本小児科学会：専門医、指導医、関東地区代議員

日本小児内分泌学会：理事、英文学会誌CPE編集委員長

日本糖尿病学会：専門医および指導医、評議員、小児糖尿病委員会委員長

日本糖尿病協会：療養指導医

日本糖尿病学会関東甲信越地方会：評議員、小児糖尿病委員会委員長

国際小児思春期糖尿病学会（ISPAD）：Advisory Council（2007-2009），Clinical Practice Consensus Guidelines Writing Group member ほか

【受賞】

2012年	日本大学医学会同窓会学術奨励賞
2015/2018年	The Best Doctors in Japan
2017年	日本小児内分泌学会藤枝賞
2018年	日本糖尿病協会 小児糖尿病功労賞 ほか

患者説明にそのまま使える／不安なパパ・ママにイラストでやさしく解説
こどもの糖尿病と治療

2018年10月 1 日発行　第 1 版第 1 刷
2024年 7 月10日発行　第 1 版第 3 刷

編著者　浦上 達彦

発行者　長谷川 翔

発行所　株式会社メディカ出版
　　　　〒532-8588
　　　　大阪市淀川区宮原 3 − 4 − 30
　　　　ニッセイ新大阪ビル16F
　　　　https://www.medica.co.jp/

編集担当　鈴木陽子
装　　幀　森本良成
イラスト　川添むつみ
印刷・製本　株式会社ウイル・コーポレーション

© Tatsuhiko URAKAMI, 2018

本書の複製権・翻訳権・翻案権・上映権・譲渡権・公衆送信権（送信可能化権を含む）は、(株) メディカ出版が
保有します。

ISBN978-4-8404-6576-2　　　　　　　　　　　　　　　　Printed and bound in Japan

当社出版物に関する各種お問い合わせ先（受付時間：平日 9 ：00 ～ 17：00）
●編集内容については、編集局 06-6398-5048
●ご注文・不良品（乱丁・落丁）については、お客様センター 0120-276-115